人づくり、まちづくり、病院づくり――

病院大連携時代へ

〜「地域医療連携推進法人」制度を利用して〜

監修 長隆

財界研究所

はじめに

「飲まずに茶箪笥にしまうだけの薬なら、どんどん削減されるべきです。そのためにむしろ財政を投入することだってあっていい」――。こう話すのは、ある日本の大手製薬メーカーの幹部。製品が売れ、消費されてこそ事業が拡大するメーカーとしては、この発言は、事業拡大と正に逆行する考えだと言えるが、医薬品の世界では、時代の先を見て進む大手メーカーでは既にこのような認識だ。

現在の社会保障制度の仕組みを維持しながら、国の財政を健全化していく取り組みは、日本にとって喫緊の課題。その中で今後、大きな柱となるのが医療費の抑制だ。

日本の社会保障給付費は2012年度には約109兆円、内訳は年金が53・8%と最大で、次いで医療35・1%、介護8・4兆円などだ。団塊世代（1947〜49年生まれ）の全ての層が後期高齢者（75歳以上）となる2025年には、この社会保障給付費は149兆円にまで膨らむと見られている。中でも最も膨らむ幅が大きいのが医療で、その数字は13年間で1・5倍の54兆円に拡大すると見られ、従ってこの部分の抑制は自ずと財政健全化へ向けた最大のターゲットとなる。

具体的に政府は今後、後発医薬品の利用拡大や患者の窓口負担の拡大等について推し進める方向だが、この取り組みは大きく出ずる部分を削り、小さく出ずるものを増やそうというだけの、あまり知恵のある取り組みとは言えない。

そこで、それ以外にもっと、これまでの医療機関や患者側の慣習的な行いで出ているムダを省くことで医療費抑制ができないかという面からの取り組みの模索も始まっている。いわば日本の医療の構造的課題に対して、より抜本的に切り込む形での抑制策である。例えば、地域内での医療機関の重複投資の削減、患者が複数の医療機関を渡り歩くことでの重複検査や重複処方の削減等々だ。実はこうした、知恵を使った取り組みを積み重ねれば、1兆円を上回る医療費削減効果がある、との見方もある。

複数の医療機関が共同で薬剤等の共同購入を行いその費用を削減する試みも、岡山の公立病院を中心に始まっている。

制度維持と財政健全化――相反する2つの大課題を同時に解決できる知恵とは――。本書はその方向の一つを指し示すものとして、2017年4月から始まったばかりの「地域医療連携推進法人」制度にスポットを当てている。この領域に対する関心が高まってもらえれば幸いである。

2017年6月吉日　『財界』編集部

もくじ

Chapter 3　地域医療連携推進法人で何をどうするのか？

厚生労働省　医政局　医療経営支援課長に聞く

Chapter 4 ～「地域医療連携推進法人制度」を利用して～
福島県・公立岩瀬病院再建物語

Chapter 5 「地域医療連携推進法人」を阻む課題

「『地域医療連携推進法人』には現実的にこれだけ難しい面がある」

さいたま赤十字病院院長　安藤　昭彦

Chapter 6 「地域医療連携推進法人制度」わたしはこう見る

「福島のケースを全国のモデルに」

福島県立医科大学顧問（前理事長兼学長） 菊地 臣一

「公立病院の『M＆A』のための1つの手法として」

星総合病院（福島県郡山市）理事長 星 北斗

Chapter 1

病院の大再編時代へ

人口減、財源圧縮で病床数を最大20万床削減へ

２０１７年4月から始まった「地域医療連携推進法人」制度。

超高齢社会を見据えて政府は、２０１４年に「医療介護総合確保推進法」を制定、都道府県に「地域医療構想」を策定することを義務づけた。

今回の地域医療連携推進法人制度の新設は、この地域医療構想と密接に絡むものである。

超高齢社会・少子化の進展と人口減・生産年齢人口の減少が進み、税収が確実に減少していくことが見込まれる将来、社会保障制度を支える財政基盤も厳しくなっていくことが見込まれている。そうした中、限られた人材と医療資源を効率的に配置して、医療と介護のサービスを切れ目のなく地域で提供していくことを目指していこう、というのがこの地域医療構想だ。

地域医療構想を進めるに当たって各都道府県は、将来の地域ごとの医療需要を推計して、各地域での在宅による医療・介護サービス体制の強化を前提に、各地域ごとに現在ある医療機関（病院・診療所）の必要病床数を定めなくてはならなくなった。

必要病床数を定めることによって政府は、２０２５年までに病床の数を２０１３年のときの数より全国で16万～20万床削減できると見込んでいる。

２０１６年11月現在、地域医医療構想は47都道府県中、31都府県で策定されている（策定中を含めると34）。

地域医療構想自体は必ずしも医療機関の病床削減を目的とした制度ではない。

しかし、地域医療構想を策定するのに併せて都道府県知事は、病床過剰地域の公的医療機関等に対しては、「非稼働病床の削減」を「命令」することができ、また公的医療機関等以外に対しても、その削減を「要請」することができることになっている。

つまりこの制度は、自治体病院などの公的な医療機関に対してはもちろんのこと、それ以外の民間の医療機関に対しても、緊縮財政を進めたい都道府県の長が、過剰病床地域の「非稼働病床」を抱える医療機関の病床削減について、ある程度の強権的な強制力を持って臨むことができるようにしてある制度なのである。

実際に、公的医療機関等以外に対して非稼働病床の削減を都道府県知事が要請する場合、その要請に従わなかった医療機関は「都道府県医療審議会の意見を聞いて勧告する」ことができ、さらにその勧告に従わなかった場合は、その「医療機関の名前を公表する」ことになっているのだ。

さて、この場合の「非稼働病床」という基準は、総務省が2015年3月に策定した「新公立病院改革ガイドライン」にのっとっている。

同ガイドラインは、2007年12月に総務省が策定して各地方自治体に「公立病院改革プラン」の策定を要請した「公立病院改革ガイドライン」を、さらに一歩進めて数値を示して「病床利用率が低い病院」の病床削減の強化を目指しているものだ。その削減の対象になる病院とは、一般病床及び療養病床の病床利用率が過去3年間連続して70％未満の病院である。

総務省の「地方公営企業年鑑」によると、2014年度現在の公立病院の病床利用率の状況をデータを把握できる750病院で見てみると、一般病床または療養病床の病床利用率が3年連続70％未満の病院の数は221病院で全体の約3割（29・5％）にのぼっていた。

これらの病院の病床数を合計すると、一般病床3万1068床（都道府県・政令指定都市立6528床、市町村立2万4540床）、療養病床1416床（都道府県・政令指定都市立47床、市町村立1369床）だった。この病床は間違いなく削減の対象になるということである。

人が集まる病院のベッドをなぜ増やせないのか？

非稼働病床を削減することは単に、病院のベッド数を減らすことだけに留まるものではない。

そこには必ず、人員の削減を伴う合理化が求められてくる。その結果、それに対する抵抗も当然、出てくる。

従って、最初に病院改革ガイドラインが出された際には、現実には病床削減はなかなか進まなかったのも現実である。

そのために今回、新病院改革ガイドラインがまとめられ、都道府県知事に公立病院の病床削減についてある程度の強制力を持たせるようにした——という流れだ。

さて、それが今回の「地域医療連携推進法人」制度にどう繋がるのか。

最初の病院改革ガイドライン策定の際に意見具申を行った「公立病院改革懇談会」で座長を務めた公認会計士の長隆氏は、以下のように解説する。

「病床過剰地域では病床を減らさなくてはいけないし、これ以上は病床は増やせません。でも、繁盛してる病院は病床を増やしたいのが当然です。繁盛しているところは患者さんが来られるのをたとえ断ったとしても、患者さんはどんどん集まって来ます。だけど病床は増やせない。それは国民のためにならないのではないか。その矛盾に厚生労働省はようやく気が付いて、それで『地域医療連携推進法人』の制度が作られた、と見るのがわかりやすいのではないか」

病床過剰地域では、たとえそこに患者が集まる病院があって病床を増やしたいと思っていても、そのままではその病院は病床を増やすことができない。

ところが、地域医療連携推進法人制度を使えば、その新しい法人の傘の下に入ることで、同じ傘の下に入った医療機関の余っている病床がある場合は、その病床を融通することができるようになるのだ。これが地域医療連携推進法人制度の一番重要なポイントではないか、という見方である。

地域で病院はその役割を変えていく必要

また地域医療連携推進法人制度に関しては、この制度が医療機関同士の協業や合従連衡を進めることによって、大きなインパクトを受ける分野があるという見方もされている。インパクトを受けるのは、医療機関に日常必要な薬剤や医療資材等を供給している製薬メーカーや医療資材・医薬品卸の業界である。

医療機関同士が共同仕入れを進めることによって、薬剤や医療資材の在庫を削減できたり、また医療機関側にバイイングパワーが生まれることで価格の下げ圧力になったり、医療機関側がメーカーとの直取引を行ったりすることで流通経路の大きな変革が生まれたりする可能性が指摘されている。

というのも例えば薬剤などでは、自治体病院の多くは民間病院に比べてかなり低い値引き率で薬剤を購入している現実があるからだ。自治体病院にとっては共同購入化によるメリットは大きいと言える。

ただ、共同購入に関しては、仮に自治体病院と民間病院が共同歩調をとるケースになると、逆にデメリットが生じる懸念の声も聞かれ、それゆえこのパターンの連携推進法人化は難しい、とする声が存在することも事実だ（本書Chapter5参照）。

とは言っても、国の財政が逼迫する中、国民医療費を何とか少しずつでも下げていきたい政府としては、共同購入などによって薬剤費や医療資材費用の低減に結びつくことは推し進めていきたい方向であるのは間違いない。

地域医療構想が全国に広まっていくことによって、地域の医療のあり方が将来、大きく変わる可能性もある。その場合、地域での病院のあり方そのものが変わっていかざるを得ない、とまで言い切る声も、意識の高い病院経営トップからは出てきている。地域での中核的な総合病院はなおのことだろう。

こうした動向にっては、製薬メーカー側からも「医療費の削減は当然、大きな流れであると認識している。しかしその中で、在宅支援や、より普段からの健康作りなどへのシフトという他の新しい動きも出てきている。その部分でわれわれ製薬メーカーとしてはどう貢献できるかについて今はいろいろ研究しているところで、併せて連携推進法人を含めた地域医療構想の動向を注意深く見ている」(日本の大手製薬メーカー幹部)という声が聞かれている。

自治体病院が自ら変革していくために残された時間は少ない

実際は、人口が減少していく日本の各地方で、地域の医療機関は生き残りに必死になっていかなくてはならないはずだが、まだその危機感がない医療機関も少なからずあるのも現実。

地域医療連携推進法人制度にいち早く名乗りを上げている医療機関の1つに、地方独立行政法人の山形県・酒田市病院機構（日本海総合病院）がある。この病院は旧酒田市立病院と旧山形県立日本海病院が再編統合して独立行政法人化した病院だが、今また新制度を利用して地域のほかの医療機関を含めてさらに再編を進めようという意思で動いているところだ。

同機構の理事長を務める栗谷義樹氏は、今回の新制度を利用した再編によって「これで（公立病院は）あと5年は持つのではないか」との認識を示す。

逆に言えば、持ってあとせいぜい5年という認識であり、その危機感は大きい。これまでの再編による経営改革によって業績が回復、今では内部留保が200億円ほどに達している、というぐらい地方の総合病院としては極めて優良な医療機関に生まれ変わっている山形県・酒田市病院機構のトップにして、これだけの危機感を持った行動である。

「こんな再編はうまくいかないなどと思って冷ややかに見てるところはまだ多いのではないか。でもそういうところはいずれ、厳しい状況が待っていることを覚悟しなくてはなりません」（長隆氏）

地域医療構想を進めていく上で、病院が自ら再編などの手法を使って変革していけるかどうかが今は問われている。変革のために残された時間はそんなに多くは残っていない。

そうした中で厳しい財政の地方自治体において、自治体病院を抱える地域では、この地域医療連携推進法人制度は地方病院再編の「台風の目になる可能生」（星北斗・星総合病院理事長）を秘めている。

Chapter 2

山形県庄内地区の「地域医療連携推進法人」

「地域全体の連結決算」という発想・イメージで

地方独立行政法人 山形県・酒田市病院機構理事長
栗谷《くりや》 義樹

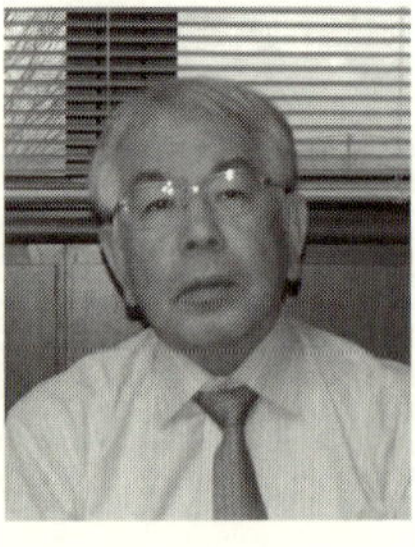

再編・統合はコストマネジメントに対して最も効果がある手法の1つ

医療機関の再編を、非営利のホールディングカンパニーで行えないか？——この発想は最初、首相の諮問機関である内閣の産業競争力会議において出てきたものだったと思います。２０１３～１４年頃のことです。

そうした動きがあることは、情報としてはわたしの耳にも入っていました。この仕組みを使って、地域の医療・介護を提供していくことを、一つの事業体の下でおのおのの事業法人が展開していけるような形にできるのではないか。

わたしは日本海総合病院で、山形県立病院と酒田市立病院の病院再編・統合を手掛けましたが、この病院を統合したことによって分かったことがあります。

それは、病院の再編・統合はコストマネジメントに対して最も効果がある手法の一つだということなのです。

加えて、人材確保のために、二つの医療機関が一つになることで、単純に力が2倍になるのではなく、もっと副次的に、相乗効果が出て、業務量が増え、医師の数も増え、経営的に良くなる、ということが分かりました。

その理由についてはさまざまなことが挙げられるのですが、それを地域の医療・介護を提供していく体制全体に敷衍できないものかと、漠然とした考えがありました。

これまでわたしがあちこちで言ってきたことですが、これからは過疎化が進み、医療機関がそれぞれ個別に事業計画を立てて収益増を図ろうと思っても、なかなか計画通りにはいかない、コストマネジメントも個別で行っていくのは難しい時代になっています。

だからもっと広い視野から医療・介護に関わる費用を見て、地域で連携をしていく形にしていかないといけないのではないか、ということです。

ここでいうコストマネジメントとは、人件費の話だけを指しているのではありません。コストが掛かるのは、医療機械やシステム費用等々、さまざまな分野を含みます。

連携した医療機関の間で重複投資をなくし、効率的な配置にすることで、コストの管理がかなりできることが分かっています。

それを今度は「地域全体の連結決算」として、コストマネジメントできないか？こういう個人的な漠然とした考え、イメージがありました。

そのために、法的にどんな組織が必要か？

山形県・庄内地区3病院が集まって協議

最初に非営利ホールディングスカンパニーの話が出たとき、わたしは当時の医師会などの会合を通じて、地域の医療機関の人たちにわたしの考えを説明してきました。

たとえば先々、多分、過疎化が進んだときには、個々の医療・介護機関がばらばらに医療・介護サービスを提供する体制を組んでいても事業計画を作ることができなくなる、だからそれに備えて複合事業体のような組織を作っていくような方向に進んだほうがいいのではないかと。

２０１６年9月、改正医療法（第7次）が施行され、その中で地域医療・地域包括ケアの充実強化が打ち出されました。地域で必要な医療・介護を一定的に確保するためにいくつかの仕組みが提示されており、そのポイントは、地域で必要なものは地域で完結させるということです。

これを実現するための一つとして、「地域医療連携推進法人」の制度の創設が示されました。ですからこれは地域に必要なものを地域で完結するための1つの方法ということになります。

地域医療連携推進法人のスキームに乗って、わたしはまず、情報交換のための勉強会を企画しようと思い、2016年4月にその勉強会を立ち上げました。

ところで山形県の庄内地区には、一部急性期と、そして慢性期・回復期病院になっている本間病院という民医連（全日本民主医療機関連合会）系の病院があります。それに同じ民医連系の鶴岡協立病院と、われわれ日本海総合病院の3病院が集まって、昼食を食べながら情報交換する会を設けました。

その中で、地域医療連携推進法人の仕組みをわたしが話して、まず北庄内地区でそれを始めようと提案して、ここでそれを作ることができる可能性があるかどうかの検討を始めました。

病院は最低2つ以上なくては連携になりませんから、わたしはこの連携には本間病院は絶対に必要だと考えていました。

と言っても、病院と名が付くのは酒田市（北庄内地区）では日本海総合病院の他には本間病院しかないのです。

この2つの病院は、実は、これまで連携以上の強い結びつきを持っています。日本海総合病院の再編・統合以来、両病院の関係は強まっています。

ただ、病院事業としては、本間病院の経営はそんなにラクではないことは事実です。本間病院の経営がこれ以上悪化するのはわれわれにとっても非常に困ることになります。だから情報交換のための会では、本間病院が病院事業から撤退することがないようにするために、共同事業体として一緒に地域包括ケアに乗ってできる仕組みづくりを行っていきましょう、というのが最初のアイデアでした。

それに社会福祉法人や介護老人保健施設、介護保険事業をやっているところに声を掛けたところ、話がトントン拍子に進んでいきました。

地域包括ケアを行うためには、地区医師会は大事な役割となりますが、ちょうどわたしがいま酒田市医師会長をやらせていただいているので、酒田市医師会の理事にも声を掛けて、実務者会議を何回か開催した後に、設立協議会を16年9月に立ち上げました。

せっかく「地域医療連携推進法人」という錦の御旗を掲げてやっていくことになるのですから、本間病院とはまず、目指す共同事業をどうするか、議決権の配分をどうするか、この段階ではまだ政省令が出ていませんでしたので、決められないものも一部にありましたが、こうしたさまざまなことを双方の実務者会議で議論しています。また具体的な業務調整の会議も既に持っています。

一般社団法人でも様々な足かせが…

地域医療連携推進法人は都道府県知事の認定によって設立できる一般社団法人です。一般社団法人は本来、法人に対する出資や基金の創設、債務保証といったことが出来ます。ところが、そこに参加するのが独立行政法人や社会福祉法人になりますから、結局、独立行政法人や社会福祉法人ではそれらができないことになっていますから、それらが参加する地域医療連携推進法人も資金や債務保証に関してはそれが踏襲されることになり、少し不自由な感じを受けています。

地域医療連携推進法人に対しては、地域の関係者等を構成員とする評価委員会を設けて意見を聞くことも必要です。地域連携推進区域をどうするか、といったことを始め、連携を推進するための具体的な方法を1つずつ決めていきます。これでおおむね連携推進法人に関する草案のようなものはできました。実務者会議ももう何回か開いています。

各参加法人の理事長が集まる設立協議会もこれから開催していきます。

参加法人に対しては、一つだけ注文していることがあります。それは財務的にきちんと整理をしてから参加して欲しいということです。これは特にわたしが強調していることです。具体的には、出資持分を放棄して参加して欲しいと言っています。

医療法人には出資する人たちの出資額に応じて持分が決められる「持分あり」の医療法人が存在します。政府は数年前から持分ありの医療法人を認めない方針に転換していて、今ある医療法人に対しても、持分なしの医療法人に誘導する政策を進めようとしています。

参加法人の持分があった場合、例えば家族や親族などの方であまり地域医療に関心のない人たちがいた場合、その人が例えば第三者に自分の持分を売ったりするような事態になった場合、問題が生じる恐れがあるので、持分の放棄はそういったことを事前に防ぐための方策です。

さらに持分放棄をお願いするときは、経営が厳しくなっている医療機関の場合、持分があるほうが、その医療機関の経営にとってはマイナスになるという言い方で理解をしてもらっています。例えば持分があるまま理事に入れば、経営破綻したときには財務的な責任を取らなくてはいけなくなります。そのような状況なので、持分放棄についてはおおむね、皆さん理解を示してくれていると考えています。

設立協議会に参加した法人には、財務諸表や業績に関する細かい数字は全部、提出してもらっています。

議決権の配分に関しては、ルールを決めて議決権を傾斜配分することにしています。これは参加法人の間で基準を作って、それに従って分ける考えです。

日本海総合病院は旧県立病院と旧市立病院が再編・統合された独立行政法人なので、地域医療連携推進法人に関係する中期目標を作ってから、これをそれぞれの議会で議決してもらわなくてはなりません。

現実的には、そのための事前の根回しも必要になります。そうすると制度がスタートするのが２０１７年４月からであっても、早くてもその年の10月の議会で諮ることになると思います。

それから漸くスタートということになりますから、実際にこの体制が出来上がるのは１７年の年末から年明けぐらいにかけて、ということになるかも知れません。

営利目的の株式会社以外ならばどこでも参加が可能

現在、われわれの地域医療連携推進法人の設立協議会に参加している法人数は５法人になります。そのほかにも、話を聞きたいと言って興味を持っているところがいくつかあります。地区の歯科医師会と薬剤師会からも興味を持たれており、説明をさせていただきました。

基本的に地域医療連携推進法人に参加できる法人は、営利を目的とする株式会社以外ならばどこでも参加することが可能です。

もちろん個人では参加することはできませんが、それでも個人は個人で地域医療連携推進法人に社員として参加する方法があります。

個人ドクター、個人の診療所はこれまで、地域医療連携推進法人には法人としては参加することができないことになっていました。ところが、社員としては1議決権を持って参加することができます。ですから少し話がややこしくなっています。

いずれにしても、地域の医療関係者の中には未だ「地域医療連携推進法人にすることで何かメリットはあるのか？」という言い方をする人は少なくありません。

地域医療連携推進法人化への、一種の消極的反対ですが、忘れてはいけないのは、「地域包括ケア」を地域の中で実現していくことは、医師会を含めた医療関係者全てがその当事者にならなくてはいけない、ということです。

メリットをどうこう言って消極的反対をしている関係者の方は、そもそもその責任の自覚がないのではないかと思います。

もちろんデメリットのことをないがしろにするわけではありません。デメリットばかりではそもそも新しい体制にする理由がありません。

医師会はもちろんのこと、歯科医師会や薬剤師会も、この新しい制度での体制にした上で、われわれ地域の人間が、自分たちで責任感を持って、この「地域包括ケア」

の間の連携・アライアンスを回していくものにしていかなくてはいけない、そうでなくては、これからは誰も県や国に頼ることはできなくなっていくし、地域の医療を守っていくことはできなくなるでしょう、ということを私はみんなに話して、理事や課長などのクラスの人たちからは理解を得られたと考えています。

お互いの信頼関係なくしてはできない

われわれの地域医療連携推進法人に参加する各法人は、それぞれの法人の財務諸表をお互いにオープンにしていく、ということで考えが一致しています。そのことに対する抵抗はありませんでした。

一般的には、自分のところの台所事情をあからさまにすることに対しては、抵抗があるのが普通です。

何であなたのところにうちの台所事情を教えてあげなくてはいけないのか、という反応が出るのが普通でしょう。ですがわれわれの場合は、ＢＳ（貸借対照表）もＰＬ（損益計算書）も全て、オープンにして出し合っています。

そもそもわれわれの場合、財務については最初からお互い、オープンだったのです。これまでざっくばらんに病院経営について話し合いをしてきた経緯があります。このままでいくと債務超過になってしまうとか、本当にお互い遠慮のない話をしてきました。給料日にはこれから融資を頼まなくてはいけないとか、事実上、内部の事情を洗いざらいさらけ出して来たのです。

その上で、お互い、同じグループ企業体として、どういうふうに具体的に連携をやっていくのかを話し合って決めていこう、というところまで話し合いは固まっています。

やはり新しい体制下で一緒にやっていこうという場合、お互いの信頼関係が一番大事になると思います。

費用を節減していけば、地域医療はあと5年持つ

「地域包括ケア」が目指しているところは、要するに「在宅で最後を迎えよう」ということだと思います。病院で亡くなるとそれだけお金が掛かります。高齢者が増えて

いくこれから、国の財政はどんどん厳しくなります。介護施設も決してお金が掛からないわけではありません。

地域包括ケアが最終的に目指すのは、高度急性期・一般急性期の病床数が突出して多い日本の状況を、せめてOECD（経済協力開発機構）並に下げたい、ということと、底割れ寸前の社会保障財源を何とかしたい、ともかく医療費を下げたい、ということでしょう。

医療費の使われ方を何とかしたいという国の強い願いが一方にあり、それに対して地域で医療を実際にやっているわれわれは、過疎化や超高齢化が進んでいく中でマーケットがどんどんしぼんでいく状況にあります。

そのとき、どういうやり方で地域での医療を提供する体制を持ち続けられるか、という問題は、解決することが非常に難しい問題です。

これはわたしの個人的な考えになりますが、今まで税収が豊かで社会保障財源もまず何とかなっていた時代から、厳しい時代に移り変わっていく中で、次の時代に事業体をつないでいくには、最初にやらなくてはいけないことがあると思っています。それは何かと言うと、「コスト管理をする」ということです。

費用をいかに節減していくか。これまで日本国中のあらゆる地域の公立病院では、重複投資、建物の二重投資のようなことが山のように行われてきました。それをやめただけでも多分、あと5年とちょっとぐらいは持つのではないかと思っています。加えて、地域の中で不必要な検査機器などを極力、集約化して、地域からできるだけ経費に関わる資本が外に逃げていかないようにすることが重要です。

そういうことをやるだけで、少なくとも日常の燃費効率はだいぶ良くなるのです。ただその場合、人件費には手を付けてはいけない、というのがわたしの考えです。それとやはり、医療人材をどう確保・充実させていくかは大きな課題です。

医師はもちろんですが、看護師も、介護スタッフもです。

この医療機関にはどんな人が勤めているか？ この医療機関の将来性に見込みがない、というふうに皮膚感覚で感じとられてしまったら、若い人たちは間違いなく離れていってしまいます。現実に、地方の介護施設では、介護職員を確保するのが大変になってきています。

だからそれを連携推進法人にして、介護施設も医療機関と一緒にロードマップを使えるグループ企業として、人材を募集していくようにすることです。

ちょうど大学生が、同じ大学でも自分はどこの学部を受けたい、というように、目的意識を持って将来の方向を選択してもらうようにする。そうなれば、若い人たちの事業継続性に対する信頼度も増していくだろう、という狙いもあります。

地域の中で利益の再配分を行う手段としての連携推進法人

ただ、あまり考えないで改革をやっていくと、地域の中で一カ所だけの経営が良くなって、他のところがより大変になる、ということが起きることも十分考えられます。従って、診療報酬と介護報酬を、地域の中で再配分することが必要になると思います。それを、この地域医療連携推進法人を使って、その再配分ができるのではないか、ということなのです。

もちろんそういった地域の中での利益の再配分、という考え方は、本来ならば二次医療圏という行政の枠組みの中でできれば理想的だと思いますが、現実的にはそれは難しいでしょうから、それを地域医療連携推進法人の仕組みを使って行おう、ということです。

各医療機関、介護事業所ともにその継続性を担保するためには、各機関の収益・収支のバランスが取れていることが必要です。それに基づいて業務の割り振りをし、一カ所だけが良くなるのではなく、地域の中で医療と介護を継続できるようにしていくことが理想です。

地域医療連携推進法人で経営のテコ入れを

次にわれわれが、どうして独立行政法人から、地域医療連携推進法人へ移行しようという考えになったかについてです。

当院（日本海総合病院）は現在、病床稼働率がだいたい81％前後を行ったり来たりしています。平均在院日数が11日台の後半ぐらいです。

実は、田舎の急性期病院で11日台を確保できているところはほかにほとんどありません。どうしてかというと、普通は、高齢者の慢性心不全や慢性呼吸器感染症の人たちがたくさん入院されていて、なかなか家に帰れないからです。

それらの患者さんに対して、われわれのところはまず、連携相手の本間病院の方で、きちんと対応をしてもらっています。事前に両方の病院から統一された説明が家族にされ、家族からも理解をいただいています。

高齢者の病気は、基本的には治りません。だから治すという感覚が既にもう誤った考え方です。最初から治らないと考えて、地域包括ケアの中でどういう医療とケアをミックスさせて、不都合のない最期を迎えてもらうか、という方向に舵を切っていかなくてはいけません。入院している高齢者が在宅に戻っても、すぐに病気が再燃することは希です。

ですからわれわれのところでは、高齢者の方には最初から急性期病院であるわれわれのところではなく、本間病院で看ていただくようにしているのです。そこでの治療方針はわれわれのところともほとんど統一されているのです。

しかし本間病院は民間病院ですから、それだけでは経営的に大変なことになってしまいます。そこで、経営のテコ入れをするために、どういう形にしていくかです。

また、本間病院は救急指定病院ですが、限られた医師数ではなかなか、2当直を回せなくなっています。ひと月に4日も泊まれと言われても、医師は年齢もそんなに若くないし、もうできません。そこで「民間医局」（民間の医療人材派遣会社）などを通して「フライトドクター」などを頼むと、1日で35～36万円ぐらいかかってしまいます。

ですから当院から医局長が手配をして、本間病院の当直を支援したりしています。それから慢性期、維持期や透析に入った患者さんを全て、本間病院に頼んだり、その場合はどれぐらいの収益が上がり人件費がどれぐらいかかり、部門ごとに純利益がどれぐらい出るかといったことを今、計算しています。

民間病院で内部留保に余り余裕がありませんから、何かあればあっという間に破綻状況に陥る危険があり、とにかくそれは絶対に避けないといけません。

もし本間病院が破綻したら、おそらく当院の病床稼働率は96～97％ぐらいに上昇します。そうなったら退院できない寝たきり高齢者が見渡す限りいる、といった状況になり、本来、緊急手術が必要な急性期の医療などにとても手が回らなくなってしまうでしょう。

医師も看護師も疲れてしまい、病床稼働率が上がっても入院単価は多分、激減するので病院は大赤字になります。

それを避けるためにも、どうしても本間病院が必要なのです。しかもちゃんと経営がうまくいってもらわないと困るわけです。

ではは地域医療連携推進法人の中で、うまくいく方法を共同で考えて、やっていこうということです。

国は基準に達しない病院を介護施設等へ転換させる方向

地域医療連携推進法人には、参加する病院が最低、2つ以上あることが条件です。それ以外に介護施設や社会福祉法人などは自由に入ることができますが、病院が2つ以上ということが前提です。

幸いにして北庄内地区にはいま病院は2つしかありません。

ほかに酒田市立八幡病院という病院がありますが、もともと町立病院だったこの病院は平成の大合併で市立病院になり、18年には手前どもの独立行政法人に編入することになっています。病床は現在46床ぐらいありますが、ここが無床の診療所になって独法に編入されます。市立八幡病院には傘下に医師のいない診療所が5カ所もあって、そこが編入時に付いてくるのですが、これも頭の痛い問題で、その運営をどうやっていくかをこれから考えなくてはいけません。

18年度の診療報酬と介護報酬の同時改定時には、少なくとも多分、病床を少なくしなくてはならない方向ですから、急性期なら「7対1病床」をもう3割ぐらい減らす方向で誘導させられていくことが見込まれます。

従って国は今、回りのお湯をどんどん熱くして、看護必要度や重症度、医療資源投下度などのハードルを高くしていっています。そこで病院側が無理をすると、採算が取れなくなるような仕組みです。だから、本当の意味での急性期病院は「7対1病床」の基準を満たす、DPC（包括医療費支払い制度）Ⅱ群以上と、Ⅲ群の限られた上3分の1以上ぐらいの病院だけになっていくでしょう。

それよりも下のほうの病院はどんどん介護施設や、医療保険が支払われるにしても慢性回復期病床などに転換してください、ということです。

地域医療構想の中での病床機能の見直しとは、ズバリそういうことが狙いにあります。それは前々回の診療報酬改定のときに、国はメッセージとして出していることです。

自分たちの地域で必要なものを

われわれの改革は、よその地域がやっているから、やらなくてはならないということでは全くなかったのです。

自分たちの地域で必要なものは何なのかと考え、課題が何か、それにどう向き合い、どの方向に進めばいいかを考えた結果なのです。

国が定めた今回の改正医療法でも、自分たちでそれを調べて、ではわれわれの地域でどう適応すればいいか、ということで検討してきたのです。

従って、よそで何をやっているかはあまりよく分からないです。

有名な岡山での連携の話は聞いてはいましたが、その進捗状況がどうか、コンセプトがどうかといったことは調べてもいません。まずは自分たちの地域をどうするかなのです。

だから最初は自分たちが今やろうとしていることは日本全国、津々浦々でやられようとしていることだと考えていました。だんだんいろいろな人の話を聞くようになって、いったい他の地域は何をやっているのか、という感じになっているところです。

実際、メディアからの取材も多く、メーカーや卸からもひっきりなしに訪問されているので、そんなに珍しいことなのか？ というのが実感です。

地域の医療機関が連携することは、これまでも方々でやられています。われわれもそうですが、われわれの場合はよくある「なんちゃって連携」とは違って、他よりは少し進んだ形だったのかなと、今になって思います。口先連携ではなかったのです。

その結果として、ＩＣＴ（情報通信技術）も駆使して「ちょうかいネット」のような地域の医療情報ネットワークもできてきたのです。

昨日今日いきなり連携推進法人をさあ作りましょう、という話ではなくて、それに至る素地がずっとあったということです。その背景の上に、現在の事業計画があるということです。

数字がオープンだからできる具体的な支援

財務諸表をお互いにオープンにしていくことについては全く抵抗がありませんでした。これは今まで一緒に連携しながらやってきたという信頼関係があったからできたことだと思います。

ここで知り得た財務の数字を部外者には漏らすことはあり得ませんし、ましてやこの数字を悪用して何かをするということはない、とお互い信用しているからできたのです。

これらの数字をお互いにオープンにすることは重要なポイントです。

数字がなければ、相手方がどれぐらい困った状況になっているかが分かりませんし、どれぐらい困っているかが分かれば、支援の方法も決めていくことができます。例えば、ではこちらからこういうサポートをするので、そちらもこれまでのこういったものは断って下さい、といった、具体的なことを言えるようになります。何も分からなければ、どうサポートしていいかが分かりません。

もちろん相手方の本間病院側には、今でも山形県・酒田市病院機構（日本海総合病院をメーン病院とする独立行政法人）に飲み込まれてしまうのではないか、といった不安を持つ人も中にはいるようです。ですが、本間病院の院長である菅原保さんがおっしゃっていましたが、最終的にはこちらを信じていただくことができ、一緒にやりましょうということになったのです。

だからこちらの責任は重いです。

将来は広域での連携を

地域医療連携推進法人を設立するには、まず「連携推進区域」というものを決めなくてはいけません。

その連携推進区域は原則、二次医療圏内とする、と定義付けられています。ただし医療圏をまたぐことは可能ですし、行政区域をまたぐことも認められています。従って、拡大解釈すれば、どことでも組める、ということになります。

現在のわれわれの地域の連携推進区域は、酒田市と、いわゆる北庄内地区と言われる遊佐町、庄内町の3地域ですが、近く二次医療圏全体にする考え方でいます。

将来、地方では過疎化が進行していくことで医療のマーケットはどんどん小さくなります。そうなった場合、広域に連携して分散してやっていくのに、先述したコストマネジメントができるか、という問題に突き当たります。

こうした広域連携の時代が多分、2025年前にはやってくるだろうとわたしは思っています。

団塊世代が亡くなり出す2025年。対応は今からでないと間に合わない

2025年には地域の医療機関は、連携を進めていなくてはもう、やっていけない時代になっているでしょう。

なぜ2025年か、と言うと、2025年より後の10年~15年がもっとひどい状況になるからです。

2025年には団塊の世代が全員、後期高齢者（75歳以上）となります。それから10年間でだいたい皆さん寿命となるわけです。

とんでもない数の人が亡くなっていくわけですから、その時期に一番必要な仕掛けがいま作られている制度なのです。

こういうものは直前になってから作ろうとしても間に合いません。

要するに、この制度は超高齢化・過疎化に対応するための地域医療の仕様をどう作るか、という話です。

制度や仕組みを表す言葉はいくつかありますが、イメージを膨らませる言葉の必要性を感じています。単純に連携をどうするとか、地域医療構想をどうするといった話ではなく、もう少しすとんと腑に落ちる表現にしたほうがいいと思います。たとえば過疎化仕様とか、超高齢化仕様。

要するに、もう口先だけの連携を言っていれば何とかなる時代ではない、ということです。

過半数以上は認められず、出資額と比例しない議決権

われわれの独立行政法人にとっては、連携相手となる民医連系の医療法人の費用管理に対しては重大な関心を持っています。

連携推進法人では、旧来の法人が解散するわけではなく、そのまま連携推進法人に加わることになるからです。

だから経営に関しては、われわれは口を出す必要があると思っています。

基本的には、最後は連携推進法人に参加した各法人の責任においてさまざまな決断

がされることになるわけですが、そこに連携推進法人は口を出していい、ということです。口を出すことは影響力は小さくない、とはっきり書かれています。

ただ、この地域医療連携推進法人は、出資額に応じて議決権が決まるものではありません。また過半数を超えて議決権を持つことができないことになっています。

そういう意味では、一般的な株式会社のホールディングカンパニーとは基本的に性格が違っています。

いま参加を表明している5法人の年間事業規模は、全部合わせても255億円です。そのうち75%が山形県・酒田市病院機構によるものです。しかしわれわれは議決権を75%も持てません。結局、われわれは45%持つことになりました。

ある地区医師会の幹部は「山形県・酒田市病院機構が反対すればどのみち事業はうまくいかなくなる。だから過半数なくても同じことです」と話していますが、確かにそうでしょう。だから過半数に拘らないことにしました。ちなみに地区医師会は10%を持ちます。

議決権に関しては、要するに固定配分の考えでやっているのだと思います。

大事なことは、参加する法人の相手の顔をきちんと立てて、おのおのの設立理念を大切にし、経営面では助け合う、ということだと思います。

今は経営的に厳しくても、それぞれの法人が設立理念を持って今まで努力してきたわけですから、そうした設立理念をむげに捨てるのでは決してありません。

「地域包括ケア」制度を、庄内北部地域に当てはめて、それを実現していくことがこの連携推進法人の第一の目的です。

くすぶる株式会社の参入問題

連携推進法人に株式会社を入れてもいいかどうか、という問題は、実は、今でもくすぶっています。

今のところは株式会社は参加できない、ということになっていますが、抜け道はいろいろあります。

たとえばMS（メディカルサービス）法人。MS法人とは、医療サービスに関連する事業を行う営利法人のことで、形態としては株式会社や合同会社、有限責任組合などが可能です。地域で必要な医療サービスを行う事業体を、MS法人として設立することができることになっています。

ＭＳ法人を作ることができるのは、過疎化が進む地方ならではの利点だと思います。ですが、そもそも、営利目的の業者が気の利いたＭＳ法人などを、わざわざ人がいなくなっていく過疎地域に新設することなど考えられません。

従って、この面からの株式会社の参入はあまり心配しなくてもいいだろうと考えています。

ではたとえば将来、われわれの独立行政法人自体がＭＳ法人に移行してしまうことは考えられないか？　将来、そういった話が出てくることは、わたしはあり得ないと考えています。

ただし行く末、たとえばＭＳ法人で儲けていくことはいいことだ、といった風潮が社会通念として出てきた場合は、それはどうなるか分かりません。ただしそうなるときは、その前に保険制度そのものが変わっているだろうと思います。その兆候は多分、今でもくすぶっていると思います。しかしそういう社会はあまり、いい社会ではないと個人的に考えています。

やはり日本が今までやってきた国民皆保険制度は、決して悪い制度だとは思いません。ただ運用の仕方が悪ければ、規律を失い、保険とは言えないものになってしまいます。今や医療費の中には税金が半分ぐらい入っていますから、これはもう保険とは呼べない制度になっているということです。実態はこの制度はほとんど死に体です。

これはしかし、われわれ田舎の医療機関がどうにかできることでもありません。国政や経済のかじ取りをする人たちが考えるべきことです。

われわれはその中で、自分たちが考える、よりベターなものを作って、その方向に進んでいくしかありません。

18年に本格スタート。大事なのはコンセプト

われわれの地域医療連携推進法人が実際の活動を始めるのは2018年からだと思います。

2017年秋の議会（県議会と市議会）に諮れれば、17年度中にはスタートできる可能性が高く、遅くても17年12月の議会で諮っていただけるように調整していただいております。12月に議会で可決されれば、年明けから新法人設立というのが大体のシ

ナリオです。

新しい体制で事業を行っていくためにはコンセプトが大事です。その目的が何かということがはっきりしていない事業は、大体、どこかで迷走しています。

コンセプトに沿っていなくても、事業計画だけを立てることはできます。しかしそういう事業計画は途中で信用できないものにいつの間にか変貌していきます。

コンセプトがしっかりしていれば、それに沿っているのかどうかを、いつでもチェックできます。

われわれが若い頃には、病院の目指す標語というものがよくありました。若いときはそういうものに余り関心がありませんでしたが、こういうものは結構、大事なのだということがわかります。

ある地域の連携推進法人構想がうまくいっていない話を聞いています。

この地域には、中央に本部がある複数の大きな病院グループの病院がたまたまその地域にあって、それらがこの地域の大学病院と一緒に連携推進法人を作ろうということで話が進められていました。

この構想を端から見ていると、地域包括ケアというよりは、「メディカルクラスター」

の日本版を狙っているような印象を受けていました。

メディカルクラスターとは、米国ピッツバーグやテキサスなどにある、とんでもなく大きな規模の病床数を持った病院グループのことです。グループ全部の病床数を合わせると3千～4千床規模になり、そこに研究機関から臨床のありとあらゆるものが集積されており、グループで独自の保険制度も運営しています。

日本でそういうものを狙っていたかどうかはわかりませんが、急性期医療でメディカルセンターを作ろうという構想はあったのではないかと思います。

しかし地方で本当に必要な医療・介護サービスとは何か。

とんでもなく高額な先進医療の集積地をあちこち作っていくことは、地域医療連携推進法人の考えとは別の次元の話ではないかと思います。

われわれはあくまでも、地域で必要なサービスを地道に提供していくことが仕事だと考えています。

高級料理を作るのではなく、毎日のお総菜をコツコツと作る、もちろん必要な高級料理も作りますが、それもできるだけ効率化して提供する。

1カ月に1度しか売れない製品のために病院がつぶれるようなことがないようにし

なくてはなりません。

　もとよりわれわれの病院には税金が投入されています。ですから、よそよりは純粋に、地域医療のことについて真面目に考えることができる立場にありますし、地域包括ケアについても真面目に取り組んでいます。

※本章は栗谷義樹・独立行政法人　山形県・酒田市病院機構理事長（日本海総合病院）に対して2017年2月に行ったインタビューに基づき、一人称形式でまとめたものです。

Chapter 3

地域医療連携推進法人で何をどうするのか？

厚生労働省 医政局医療経営支援課長に聞く

「地域医療構想」達成の選択肢の1つとして

――2017年4月からスタートする「地域医療連携推進法人制度」とは、ずばり、どんなものか教えて下さい。

佐藤 平成27年（2015年）、医療法の一部を改正して、平成29年4月2日から「地域医療連携推進法人制度」が施行されることになりました。

これまで医療機関同士は、どちらかというと地域の中でお互い競合することが多かったのですが、これからの時代、各医療機関は機能分担をして、業務の連携をしていくことが求められています。

いま厚労省では、いわゆる「地域医療構想」を各都道府県で策定していただくよう

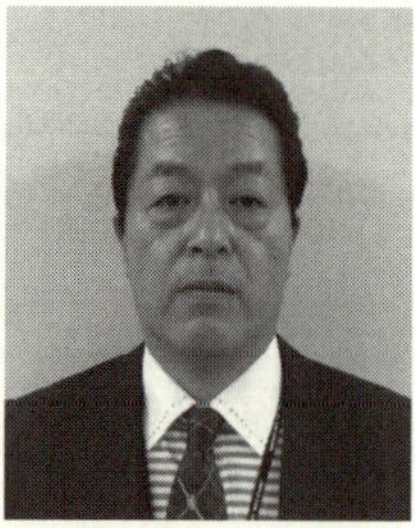

佐藤 美幸・厚生労働省医政局医療経営支援課長

にしていますが、その地域医療構想を達成をする選択肢の1つとして、今回の地域医療連携推進法人制度を創設したということです。

従ってこれは必ず地域医療連携推進法人制度を活用しなくてはいけないということではなくて、こういうものを使って連携を組んで地域医療をよくしていっていただきたいということです。

では、どんな仕組みか。最低2つ以上の医療機関等を開設する医療法人が、一般社団法人を設立し、そこに社員として参画していただく形態です。ですから、従来の医療法人格はそのまま残ります。その上で連携推進法人に社員として参加していただく、という制度です。

参加する法人は、その法人のままで残り、全部が吸収されて一つになるわけではありません。なおかつ、たとえば介護事業を実施するNPO法人なども加わることができます。ここに参加できないのは、いわゆる営利法人です。

――株式会社はダメだということですね。

佐藤　はい、株式会社は参加できません。ただ、一部で株式会社立病院というものがあって、たとえば麻生セメントがやっている飯塚病院や、トヨタ記念病院などですが、一応、医療機関の部分は非営利ということになっているので、これらは例外的に参加することができます。ただこれはであくまで例外で、営利の株式会社は原則、参加法人になることができないことになっています。

それから、「地域医療構想区域」と言っていますが、今の「2次医療圏」を想定した地域医療連携を推進する区域を定めてもらい、たとえばこの2次医療圏を少し越えるところでの連携推進区域も可能としています。ですが、基本は2次医療圏で、そこに医療連携推進区域を定めてもらったうえで、何を連携していくかの方針をこの法人の中で決めてください、ということになっています。

「推進評議会」の設置が必須。意見は尊重

―― その連携推進法人の狙い、何を一緒にやるか、というのはそれぞれ、法人が独自に決められるのですか。

佐藤 はい、自分達で決めてもらいます。

たとえば病床過剰地域における病床のやりとり（融通）も一部条件はついています

が可能となります。医師や看護師、コメディカル職種の共同研修、医薬品の共同購入、参加法人への資金の貸し付けもできるようになります。現在、医療法人を始めとする医療関連の法人同士は、お金の貸し借りはできませんが、これを一つの法人グループということで、貸し付けの形になると思いますが、資金の貸し借りが可能です。

――これまで医療機関同士がお金の貸し借りをできなかったのは、法的に禁止されていたからですね。

佐藤　はい。医療法人は剰余金の配当を禁止されています。ですから、貸し付けをすることは剰余金の配当に近いことになるので許されない、ということです。

地域医療連携推進法人については、都道府県知事が認定をして、監督します。

それから法人を運営していくに当たり、「地域医療連携推進評議会」というものを設置してもらいます。

推進評議会は、地域の医師会や自治体、患者さんの団体などの人たちで構成していただき、連携推進法人の社員総会及び理事会に意見を言うことができます。その意見については基本的には尊重してもらいます。聞けること、聞けないことは確かにあるかもしれませんが、評議会の人たちは、地域医療のことを真剣に考えて、きちんとそれをやっていくことをアドバイスしてくれるわけです。たとえば連携推進法人が地域の実情を無視して何かをやるといったことに対しては、この人たちがしっかり意見を言う、ということになります。

―― 推進評議会には参加社員でなくても入れるのですか？

佐藤　推進評議会には社員ではない人たちが入ります。

参加社員というのはあくまでも法人に入る人たちのことです。それが基本の形です。地域医療連携推進法人は、一般社団法人を設立していただき、医療法の中で都道府県知事が認定する仕組みです。

そこに参加する法人は、先ほど言ったように医療法人、社会福祉法人などの非営利法人が想定されます。また学校法人も参加することができますし、地方独立行政法人、いわゆる県立病院などで独立行政法人になっているところも参加することができます。また自治体の独法になっていない県立病院も参加することができるので、基本的には医療をやっている法人はすべて非営利法人であるはずですから参加することが可能です。

加えて、先ほど申し上げたように、介護事業等を行う非営利法人も参加することが可能ですが、介護事業を行っている法人でも株式会社は参加することができません。

あと、連携推進法人の認定に関しては、いくつか認定基準があります。

認定基準についてはは少し細かくなりますが、法律に規定されていて、たとえば、法人は地域医療連携推進業務を行うことを主たる目的にしてください、とあります。また、地域医療連携推進以外の業務を行う場合は、業務を行うことによってこの法人の主たる業務の実施に支障を及ぼすことがないことも要件です。

区域を定めることや、参加法人は病院等医療機関を開設する法人が2つ以上であること、なども必須事項です。たとえば、医療機関が1つで介護事業が2つ、というのは連携法人として認められません。あくまでも医療機関、診療所でも構いませんので、最低2つ以上参加しなくては認定できないということです。

また、各社員は1議決権を有します。ただし、不当に差別な取扱い等がなければ、その法人の中で話をして、定款で議決権の数を別に定めることができます。

どうしてそうするかというと、たとえば参加する診療所と500床の病院は、議決権がそのままでは1対1ですが、そうは言ってもそれだけ規模が違うのだから差があってもいいのではないか、ということになれば、この法人の中で皆でそれを決めて定款で定めることは可能です。

それと連携推進法人の運営には資金が必要になりますから、参加法人は会費として納めていただくことになります。

100%出資なら株式会社にも出資が可能

――その会費は社員から集めることになるのですか。

佐藤 はい。その時に、お金の多寡で議決権の数を決めることはダメです、ということにしています。また、営利を目的とする団体と利害関係がある場合は、連携推進法人の理事等にすることはできないことになっています。

あとは、あたり前ですが連携推進法人の理事長を、一般法人では代表理事と呼びますが、必ず1人置かなくてはいけません。先ほど言った推進評議会を置くことを定款にちゃんと記載してくださいということも認定基準にしています。これは法律にも書いてあることです。

これも繰り返しになりますが、実施する業務は、研修や医薬品の共同購入、資金の貸し付け等です。資金の貸し付けでは、一定の要件を満たせば、連携推進法人が介護サービス等を行う事業者に対して出資できます。この場合は、いわゆる株式会社にも出資することができます。ただし、これは省令に規定がありますが、１００％出資に限られます。

――株式会社にも出資ができると。どうして１００％出資なのですか？

佐藤　はい、というのは、連携推進法人はあくまで非営利を目的としていますから、そこが出資する株式会社の利益が外へ出ていかないようにしなくてはなりません。そのためには株式会社の利益が結果的に全てここに返ってくることが前提で、この法人の中で完結をすることが基本となります。省令では、１００％出資という書き方ではなく、すべての議決権を有する、と表現しています。

――すべての議決権を有することが条件だと。

佐藤　要するに、この介護サービス事業者はここの地域医療連携推進法人が１００％出資して、他が出資できないようにしてください、ということが前提です。

次に医療機関の経営者がおそらく一番関心が高いと思う病床融通について述べます。

これはどういうことかというと、病床過剰区域でない場合、A病院で50床減らしB病院で50床増やすのは、全体で病床数は増えないからそれは可能のはずですが、病床過剰地域の場合、一般的には病床を減らすことはできますが、病床を増やすことはできないのです。ですからA病院で50床減らせても、B病院で50床増やすことは、トータルで増えなくても出来ません。

それを今回、特例的に、あくまでも地域医療の機能分担や業務の連携に必要だということで「地域医療構想」に反していなければ、トータルで病床数が増えなければ、地域医療連携推進法人の中での病床融通をして病床を増やすことができることを認めるようにしました。

ただ世の中では、高度急性期や急性期の病床が多くて、回復期の病床が少ない現状がありますから、病床が少ない方に病床を動かすのは良いですが、逆に回復期の病床が少ないのに急性期の病床に移すことは、地域医療構想に反することになりますから、これはできません。

これは一例ですが、地域医療構想の達成に資すると言っているのに、逆のことをやるのはダメですよ、ということです。ただそこは、最終的には都道府県知事の判断に委ねられます。それに関して、厚労省にご照会があれば、それは地域医療構想の中にどう今後の機能分化をしていくか、という考えと反することは止めて下さい、と申し上げることになると思います。

――そういう例はあり得るのでしょうか。足りているのに急性期の方の病床を増やすということが。

佐藤　結果的にですが、儲かる医療をやりたい、ということになると、それは多分出てくる問題だと思います。

それは、病院の経営を考えた時、どの医療が儲かるかは多分考えることでしょうから、全くないこととは思いません。具体的にそういう例があるわけではありませんが。一般的には、機能分化の話で地域医療構想の達成を言っているのに、それに反する病床融通はおそらくどの都道府県でも認めないと思っています。

「病床融通」のスタンダード・モデルとして

――連携推進法人のことではありませんが、一般的に医療機関の合併で一緒になっても、病床融通はできないということですか。

佐藤　合併の場合、基本的に一緒になった病床は、単純に医療機関にくっついてくるものですから、その機能をどうするかということはまた別の話になると思います。

いわゆる一般病床をどう分けていくかは、その地域の都道府県知事が、あなたは急性期をやりなさいとか慢性期をやりなさいと言っているわけではなくて、あくまで病院側が選択をすることになります。ただトータル病床数は、いずれにしても増えてはいけない、ということにしているわけです。

それで、連携推進法人の大きなメリットは、その病床融通、その地域医療構想を達成するために必要な病床融通を、参加法人の間で行うことを可能にしていることなのです。

先ほど言ったように、たとえば病床過剰地域で病床数をすでにオーバーしているときは、これまである機能の病床を減らしてほかの機能の病床を増やすことは、トータルで病床が増えなくても出来なかったのですが、それをトータルで増えなければ、この法人の中であれば特例的に病床融通をして増やすことができるようになります。

もう一つの連携推進法人の大きなメリットは、先ほど申し上げたように、参加法人

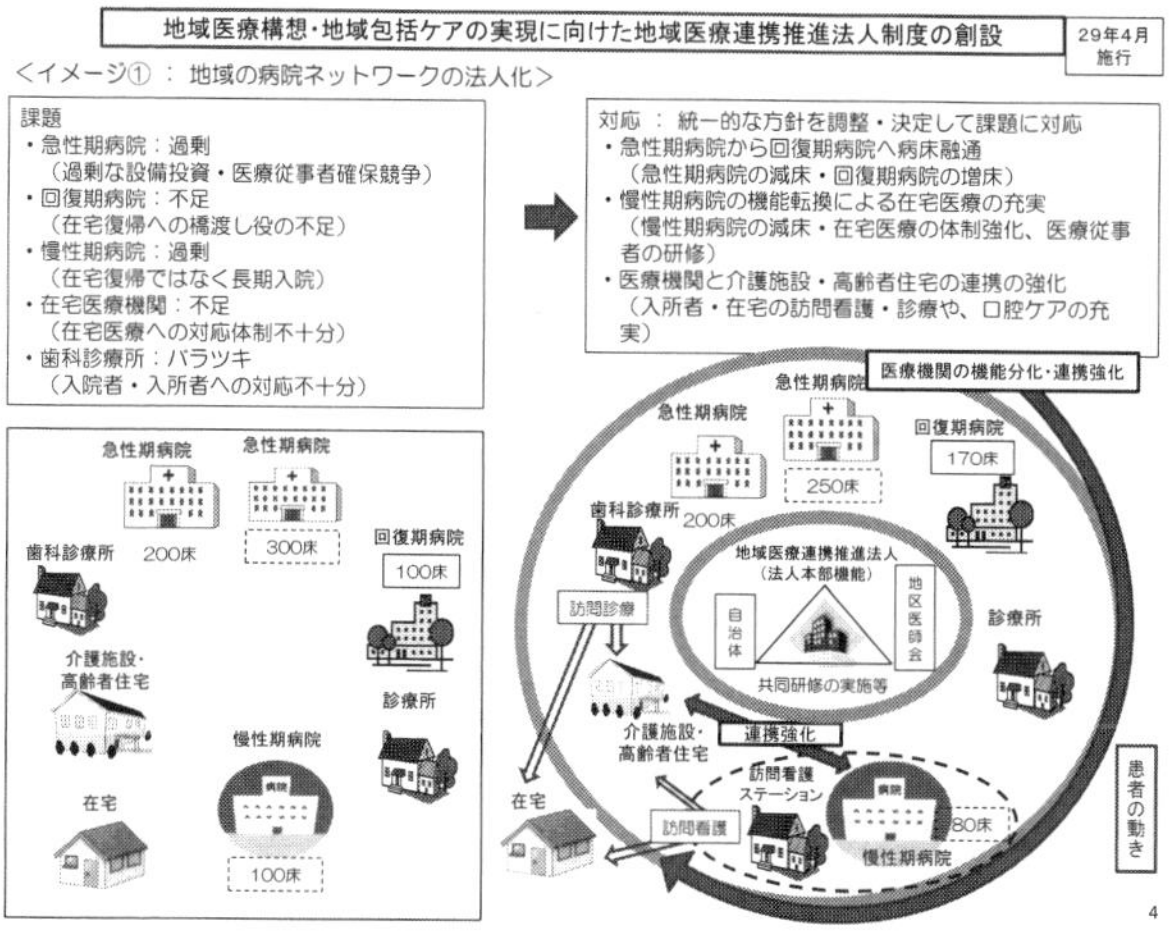

の間での資金の貸し付けを可能にしたことです。これまで資金の貸し付けは剰余金の配当にあたるので認められませんでしたが、それが今回、認められます。

次に、法人運営上、地域のいろいろな医療機関と連携を組みますから、患者紹介や逆紹介が円滑にできるようになりますし、カルテの統一化も多分進んでいくでしょう。同じ検査を違う医療機関で2度も受けることもなくしましょうということになると思います。

共同購入等で経営効率の向上も図れます。参加法人間で医師や医療機器の再配置を行い、たとえばCTのような高額な医療機器を、これまで6つの病院が6台買っていたものを、機能分化をすることで2つぐらいに抑えて残りは紹介で済ませるようにすることも可能でしょう。

ここに連携推進のイメージ図がありますが、たとえば、急性期の病院が200床と300床、慢性期100床、回復期100床で合計700床のネットワークがあります。これを300床の急性期病床を250床にして50床減らし、この分を回復期に融通し、また慢性期100床も20床減らしてこの分を回復期に融通し、回復期をトータル70床増やして170床にする。合計病床数は700床で変わりませんが、こういうことができます。

また、この連携推進法人が中心となって共同研修を行ったり、他の在宅医療機関や訪問看護の機関とも連携ができてくる、というのがスタンダード的な例になると思います。

もう一つのイメージは、同じクラスの大病院同士があって、病床の配置が同じような感じで、医師や医療機器も同じように配置されています。診療科も同じような感じで、完全に競合しあっている場合です。

それを、ある病院は小児科を少し厚くして、別の病院は産科を重点化する。さらに

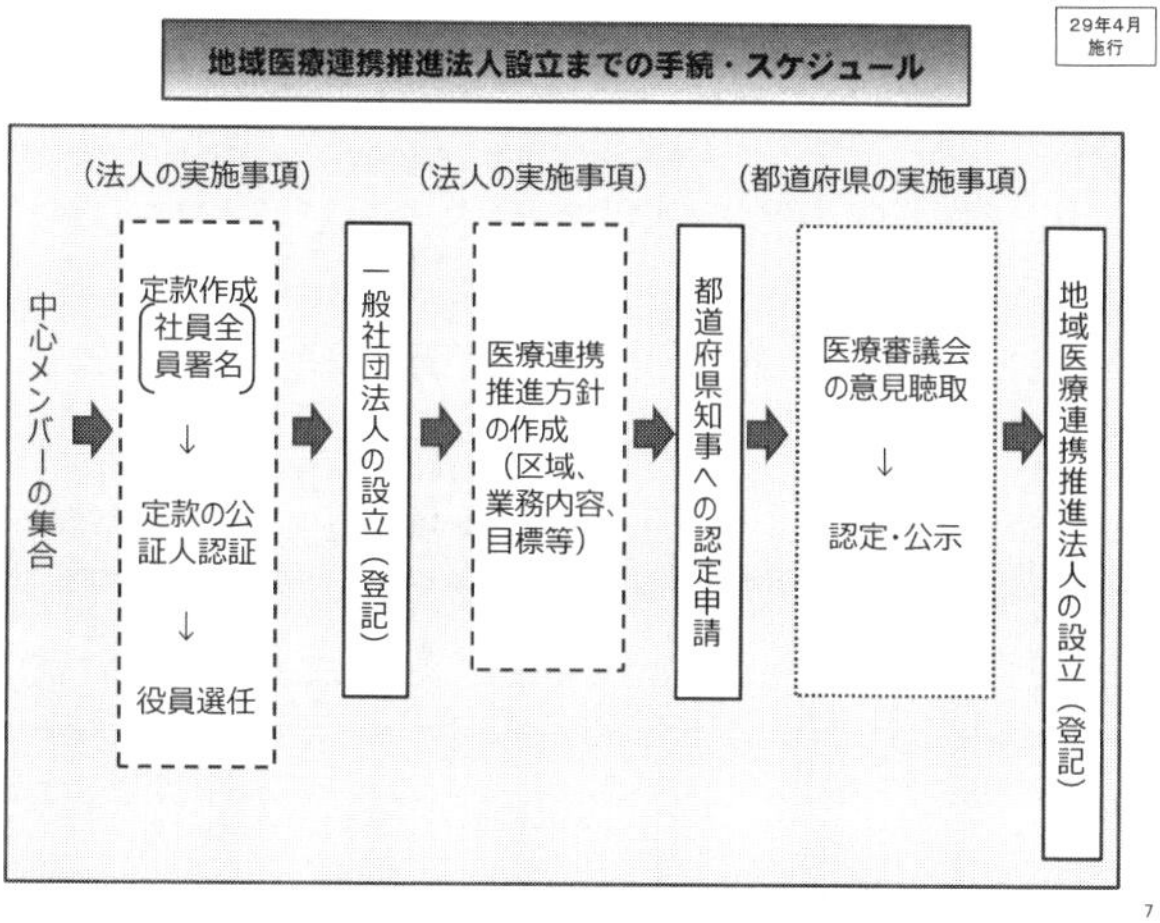

もう1つの病院は救急を重点化する、というふうに機能分化をしていきます。

これは岡山大学を中心にして国立病院機構岡山医療センター、日赤、済生会、労災、岡山市立の6つの病院で組もうという話が、結構早くから出ています。

――岡山の連携はなかなかまとっていないという話を聞きますが。

佐藤　私どもとしてはこの制度に則って連携をしていただければと思っていますが、そこは参加する各医療機関の皆さんの合意の下でやっていただくことになるので、それに関しては私どもからどうこう言うべき話ではありません。

やはり大きな病院同士なので、なかなか

方向がまとまらないところは出てくるかなとは思います。

そういう意味でいくと、どちらかというと、最初のイメージの方が中心になっていくのではないかと思います。

あとはスケジュール的なものは別表の通りです。

全国30〜40カ所で設置の動き

――今回の医療法改正では、医療法人に対する公認会計士等による外部監査についても決めていますが、医療法人の監査制度も地域医療連携推進法人と関係してくるのですか?

佐藤 それは直接にというよりは、もちろん参加するところが医療法人そのものですから、地域医療連携推進法人にも外部監査がかかることになりますが、法律の仕組みとしては、外部監査制度はあくまでも医療法人に対して行うものですから、地域医療連携推進法人を作るのでこの制度を作った、ということではありません。医療法人のガバナンスについては、いろいろな制度づくりの会議の中で、強化するべきだと言われてきましたので、今回、法律を改正したということです。

連携推進法人を設立するまでの流れをざっと説明します。まず一般社団法人を設立をしていただくため、その中心となるコアメンバーで集まっていただき、定款の策定や役員の選任をしていただきます。

一般社団法人を設立していただいたうえで、先ほど言った医療連携推進方針を策定し、都道府県知事に認定申請します。都道府県知事は医療審議会で意見を聴き、最終的に認定する――というのが一般的な流れになります。

２０１７年2月8日に公布した政令で、医療連携推進認定の申請書の記載事項を定めています。省令では、参加法人以外で社員になれる者、また逆に入れない者も定めています。

――たとえばどんな者が入れないのでしょうか？

佐藤　いわゆる営利を目的としている団体の役員及びその配偶者は入れません。いわゆる営利に関わる人はとにかくすべて排除しています。

あと、これはあくまで「地域医療」の連携推進法人と言っていますから、参加法人の議決権の合計について、病院等を開設する者の議決権の合計が介護事業を行う者の議決権の合計より多くなることが必要です。

たとえば、2つ医療機関があって10の介護事業があった場合、議決権が1ずつなら普通は10対2ですが、そうはならず、確実に医療の方が議決権を多く持たなくてはいけないことになっています。

これは医療法で定めた地域医療の連携推進法人であって、介護の連携法人ではないからです。だから確実に議決権で医療機関が上回ることが要件です。

では法人を解散した時、その財産をどうするかですが、これは医療法人と同じ形です。すなわち国か地方公共団体か持分なしの医療法人か、です。

あと地域医療連携推進法人の監督についてですが、医療法人に対する規制を準用する、と定めています。

また地域医療連携推進法人は2つの都道府県にまたがって医療連携推進区域を設定することが可能ですが、その場合は、あくまでもどちらかの都道府県で認定を受けることになりますが、その場合も一方の都道府県知事の意見を必ず聴かなくてはいけないと政令で定めています。

最後に、法律自体は平成29年4月2日から施行されましたが、施行前から、準備行為ができますから、法律施行と同時に地域医療連携推進法人を設立することは可能です。

――全国にどれぐらい連携推進法人に手を挙げているところがあるのですか？

佐藤　手を挙げてやりたいと言っているところは実は結構、出てきています。数では30から40ぐらいはあります。

新聞等で公表されているところもありますが、具体的な例を挙げると、山形県の日本海総合病院を中心とした酒田地域、鹿児島県では2カ所、これはがんなど高度医療で連携を組む事例と、奄美大島という離島で連携を組む事例などがあります。

病院同士が競合するのではなく、連携をすることが狙い

――地域医療連携推進法人のそもそも狙いは、少子化や人口減少という大きな流れがあって、どう効率よく地域医療を提供していくかということですね。

佐藤　やはり医療の形が変わってきていますから、「地域包括ケア」と連携して各地域で医療経営を行っていこう、ということです。病院同士が競合するのではなく、

連携を組んでいくことがひとつの発想です。当然、そこには「地域医療構想」があり、その中でやっていくことです。

ただ、もともとは内閣府の産業競争力会議の中で、非営利ホールディングカンパニー型法人制度の創設、ということが言われ、閣議決定されたのが始まりでした。今はもうそういう制度の名前の言い方はされていませんが、この制度の名前はちょっと日本語としておかしくて、ホールディングカンパニーはそもそも、営利の株式会社の形態なので、非営利法人をそれを付けるのはおかしいのではないかとおっしゃる先生方がいらっしゃいました。

医療の分野は確かに営利は馴染みませんから、そうなるとやはり、連携を組みながら各医療機関の経営を行っていく、地域医療を進めていく、ということになるだろうということで、名称も変わり、最終的に地域医療連携推進法人制度が創設されたのです。

——たとえば公的や、あるいは民間の医療機関で積極的なところがこういう制度をどんどん利用していくことはあり得るのでしょうか?

佐藤　それはあると思います。これはあくまで私見として聞いていただきたいのですが、東京23区などの大都市圏の大きな病院同士がこの制度を利用することはやはり少ないのではないかと思います。地方都市で、その地域その地域で一定程度、どこか中核になる病院が1つもしくは2つあって、そこに小さな病院や診療所などが連携してやっていく、それに医療機関だけではなく介護や在宅などの事業所が連携を組んでやっていく、というのが、どちらかというとイメージしやすい形ではないかと思っています。

課題はやはり「人の問題」

―― 新しい制度なので課題も多いと思います。行政の立場から新しい制度のデメリットを言うのは難しいと思いますが、いま課題となっていることは何でしょうか。

佐藤 これも私見として聞いていただきたいのですが、連携して病床を機能分化していくときに、やはり様々な課題が出てくることは考えられます。

たとえば、いま2つの病院で、どちらも同じような診療科で10億円ずつ稼いでいるとします。機能分化することで片方が12億円、片方が8億円の収入になったら、やはり片方の病院が、「このマイナスの2億円をどうしてくれる」、といったことは当然、起きることが考えらえます。ただ、実際は、そのように機能分化したり急性期から慢性期にした時、同時に人の配置も変えますから、売り上げは減っても収益は変わらなくなるのではないか、と考えています。つまり、どちらも10億円の売上げでどちらも2億円の利益が出ていて、それを12億円と8億円の売上げにして収益差が変わったとしても、それに応じて当然、人の配置も変えられますから、理屈上は利益は平準化してくると思うのです。

しかし問題は医師も看護師も、生身の人間であるということです。人間ですから計算通りにはいきません。たとえば、「自分は急性期をやりたいからこの病院に入った。急性期をやらないのなら別の病院へ行く」ということが考えられます。そうなるとなかなか計算通りにはいきません。

――要は人の問題ですね。

佐藤　はい。人の問題と、合わせていわゆる売り上げのところについて多分、課題が多いのではないかと思います。

この制度でもう一つ、注意しなくてはならないのは、法律では当然、禁止されていますが、要はこの制度によって「囲い込み」のようなことが起きて、その結果、連携推進法人に加わらない人たちがのけ者にされることです。その懸念については指摘する方が多くいらっしゃいますが、これは法律の文面で、連携から抜けても連携に入らなくても不利益を与えてはいけない、という文面で禁じています。

そういった状況が明らかな場合は、都道府県知事がその法人を指導していただくことになるでしょう。

ただ、そうは言っても、どこまでを「不利益」ととるのか、それが悪意をもった意図的な行為なのか、そうではないのか、といったことは、正直、非常に判断が難しいものになるのではないかと思います。

地域の医療関係の人たちが皆で地域の医療を良くしていきましょうという考えで、全員の人たちが皆で参加してやっていただければ多分、そういう問題は起きないでしょうが、お金が絡んだり人が絡んだりすると必ず、いろいろな課題が生じることは避けられませんから、難しいところではあります。

機能分化を進めれば結果的に人が移動することになりますから、勤めていた病院が違ってくる、処遇が変わる、というところから当然、課題は出てくると思います。

――処遇が変わる問題は解決すべき課題だということですね。

佐藤　そうですね。では処遇を統一しましょう、というならそれはひとつの方法でしょう。処遇が違ったままで人が移動するとなると、やはり高いところに行くのはいですが、安いところには行きたがりませんし問題が起きるでしょう。

実際に動きだしてからでも解決できる方策はいろいろあると思いますが、ではすぐにどう調整するのか、と言われて即答できる回答はありません。個別に徐々にやっていく、ということになるのではないかと思います。

――相手の医療機関は結構、処遇が高いようなので、かえって一緒になりましょう、という動きが強まるかも知れません。

佐藤　わたしは、お金のやり取りよりもむしろ、連携推進法人の中での研修などを通じて、皆がそういう場で共通の意識を持っていくようにしていくこと、そういうことで地域医療を良くしていくことに還元していくやり方が理想なのではないかと考えてはいます。

「電子カルテ」の共通化を目的とした設立があってもいい

―― 新しい制度で皆が良くしていこうと頑張れば、それは経営も良くなるでしょうし、そうすれば好循環して、処遇も悲観することはないということですね。

佐藤 経営の効率化を図るというところでは、基本的に共同購入や共同研修、さらには電子カルテの統一化などを目標とするところもありますし、必ずしも病床の機能分化だけが全てではないのです。

たとえば、電子カルテを統一すれば、お互いに患者さんのデータを全て見ることができるようになるので、それは患者さんにとっても大きなメリットです。

たとえば、今日はこちらの病院に来ましたけど、以前は違う病院で薬を貰ったとか、検査を受けた、薬の副作用が出た、といった情報をその病院ですぐに情報が見られるようになれば、同じ検査を2度受けることもなくなりますし、診断も早くできます。患者さんにとって間違いなくメリットが大きいと思います。

―― 最初からそういった連携をしていた医療機関同士なら、連携推進法人に加わりやすいですね。

佐藤　ただ、電子カルテの統一というのは結構、面倒くさい作業です。日本では大学によっても使っている電子カルテが違っていると言われていますし、全国的に汎用性がある電子カルテがありません。それがなかなか電子カルテが全国的に統一できない要因になっています。

逆に、そういう意味で、電子カルテを統一していくとか汎用性を持たせていくという1つの目的が、地域医療連携推進法人を広めるための契機になることもあるのではないかと思います。この制度によって何が一番、推進されていくか、いろいろ面白いケースが出てくると考えています。

病院などで使っている電子カルテは、それぞれの病院で使い勝手があるので、やはりなかなか慣れていないところに変えるのは難しい面はあるかも知れません。しかし多分、電子カルテも5~6年に一度は更新時期を迎えますから、そういうタイミングを見計らって統一したもの、汎用的なものにしていく手はあると思うのです。

――　そういうタイミングで電子カルテも統一したものになっていく可能性はあるということですね。

佐藤　確実にそうなるかどうかというのは分かりませんが、たとえば電子カルテの統一を目的に連携を組みましょう、というところが出てくれば、その参加機関は共通の電子カルテにするわけですから、その地域では少なくともある程度、統一した電子カルテができてくる可能性はあるかと思います。

「連携推進評議会」の人選

—— 前の話に戻りますが、「連携推進評議会」のメンバーを決めるのは、誰なのですか。この人選を行うのは。

佐藤 それは、この連携推進法人の中で決めていただくことになります。具体的には社員総会で決めていただきますが、改正医療法の第70条3のところに詳細が書かれています。

医療又は介護を受ける立場にある者、診療に関する学識経験者の団体その他の関係団体、学識経験を有する者その他の関係者をもって構成する——とあります。

何人で構成するかといったことも社員総会で決めてくださいと書いています。

ここに書かれている「診療に関する学識経験者の団体」とは、だいたいは医師会に所属する医師、ということになると思います。あとは住民代表やその他の学識経験者でもいいでしょうし、地方自治体の長にも入っていただくことになると思います。この評議会から、社員総会に意見を言っていただく、ということになると思います。

――評議会の狙いは、外に向けて透明性を持たせることですね。

佐藤 そうです。実際、この評議会は連携推進法人の中に設置するのですが、そこに外部の人が入っていただくことで、地域医療をきちんと見ている人たちが連携推進法人に対して意見を言う形です。

「地域医療連携推進法人」の名称

――地域医療連携推進法人の名称は、実際にはどういうふうになるのですか。

佐藤 地域医療連携推進法人という文字が入っていなくてはならないとモデル定款では決めています。

――用いなければいけないと。たとえば山形県の日本海総合病院でしたら、酒田地域医療連携推進法人といったふうな。逆に、地域医療連携推進法人という言葉が入っていれば何でもいいわけですね。

佐藤　はい。おそらく、ここに参加する病院は、旧来の古い名前に地域医療連携推進法人を冠することになると思います。逆にある病院が、この地域の医療連携推進法人に入っています、ということを名乗ることができるようになります。

――この病院は地域医療連携推進法人の一員だと名乗ることができるわけですね。

佐藤　はい。たとえばロゴマークのようなものを作って、その地域医療連携推進法人の一員であることを強調することができます。その病院の名前の上に共通のロゴマークを付けるといったやり方ですね。

――航空会社のアライアンスのようにですね。

佐藤　そうですね、ああいうイメージだと思っていただいていいと思います。

運営経費をどう賄うか

――細かいことになりますが、連携推進法人にも職員がいる場合はその人件費が発生しますが、その支払いはどこが行うのですか。

佐藤　連携推進法人に職員がいて経費が発生すれば、参加する医療機関の会費で当然、賄うことになると思います。あとはそのやり方だと思いますが、各病院から1人ずつ出向的に事務の人を出して、その人の給料はそのままその病院から払うというやり方もあるでしょう。

この場合、参加する医療法人が連携推進法人に会費を払うことは、先ほど言った剰余金の配当には当たりませんので、それは可能です。

どれぐらいの運営費用が必要になるかは分かりませんし、それは連携推進法人の規模にもよるでしょうが、たとえば各病院が毎年10万円ずつ会費を払う場合、各法人がしなくてはいけないことは多分、ここの運営経費をどう賄うかです。たとえば、連携推進法人が、さきほど述べたように株式会社を設立して、そこでできた利益をたとえば連携推進法人に返していただいて運営経費を賄う、ということもできるかも知れません。

——そういうことは各連携推進法人が独自に出来るわけですね。

佐藤　はい。でもまあ通常は、一般的に会費制で賄うことになるのだと思います。

―― 会費はやはり、人数に応じて多くなりますね。

佐藤 参加する法人が多ければ会費による総収入は多くなるでしょうが、さきほど言ったように議決権はそれに連動させてはダメだということにしています。それをやると、結果的にお金を多く出したところが主導権を握ってしまうという構図になるからで、それは医療の非営利性の精神に反することになると思います。

―― でもやはりうちの方が大きいのだから、ということを言い出す人もいるのではないでしょうか。

佐藤 それはですから、皆さん合意の下で議決権については定款を作成して決めてください、ということにしているわけです。先ほど申し上げた通り、たとえば、その地域で中核になる病院が、それなりの病床数とかスタッフ、職員数を抱えているといった規模の場合、連携するほかの病院が小さい規模であったとしたら多分、中核の病院に多少、議決権を多く持ってもらって中心となっていろいろなことを決めていってもらう、ということに関しては、ほかの人たちも、それはまあしょうがないよね、ということになるのではないかと思います。

私どもも今後、いい地域医療連携推進法人を設立していっていただきたいと思っていますので、そこは期待しながら見ていきたいと思っています。

※このインタビューは２０１７年２月に行ったものです。

Chapter 4

福島県・公立岩瀬病院再建物語

～「地域医療連携推進法人制度」を利用して～

大震災3日前、次期院長を打診され

東日本大震災で大きな被害を受けた福島県の公立岩瀬病院。その院長を務める三浦純一氏が院長になったのは東日本大震災が起きる直前のことだった。

2011年3月8日、公立岩瀬病院を運営する企業団の企業長から次の院長就任に対する打診があった。

三浦氏は「2日間考えさせてくださいと」と答えた。

公立岩瀬病院は、須賀川市と鏡石町、天栄村、玉川村と4つの市町村で構成する企業団が運営する公的な病院。

運営が企業団なので、その企業長が置かれている。岩瀬病院は地方公営企業法の全部適用、いわゆる「全適」病院だ。

全適病院とは、病院の運営責任者に市町村長などが任命した事業管理者を置くことができる病院。事業管理者の身分は特別職で民間からの登用も可能。事業管理者が予算原案作成、職員の人事・給与の決定等の権限があるが、病院職員の身分は公務員のままだ。

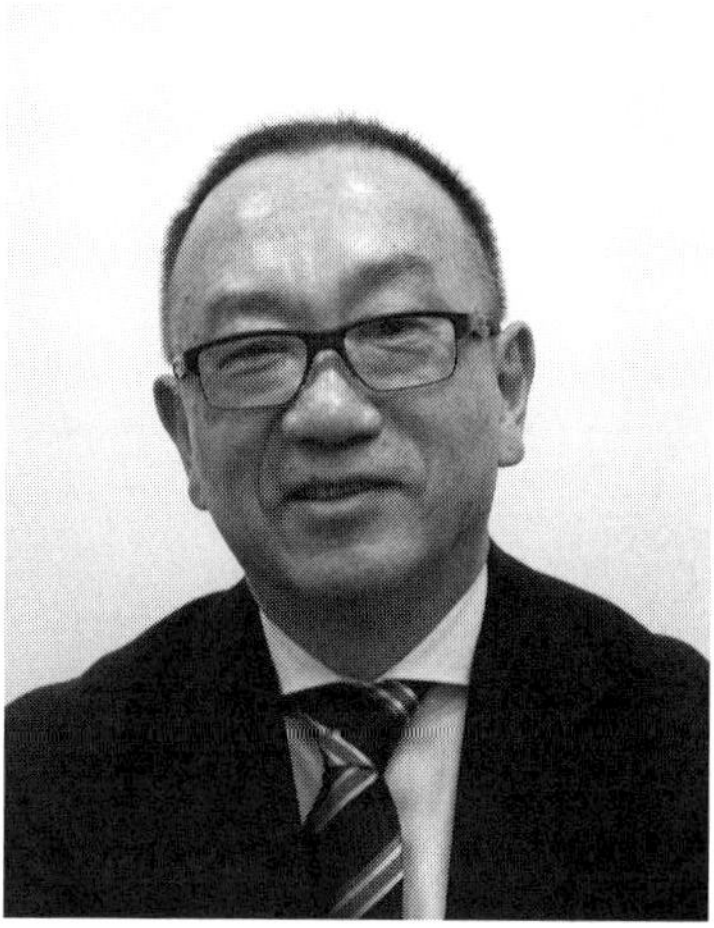
三浦純一・公立岩瀬病院院長

もとの公営企業法一部適用の組合立病院だったとき、事務局側の説明は、人事を病院側で判断できることが1番のメリット、企業長を置き、意思決定を早くするために企業団を発足させて約2年が経ったところだった。三浦氏は企業長から話を聞くと、公的病院の病院長はなかなか大変だということが分かり、自分ができるかどうか迷ったが、家族とも相談して2日後の3月10日引き受ける返辞をした。

岩瀬病院の歴史は古く、創立は明治5年創立なので、２０１７年で創立１４５年となる。三浦氏が院長を引き受けた当時、病院の建物は、そのときでももう建ててから46～47年が経過している古い建物だった。そこで新しい病棟を建てて、引っ越しをすることになっていた。その予定日が3月12日だった。

前年の12月24日のクリスマスイブの日に、新しい建物が引き渡しされていた。それから医療機械などの設置準備を終え、いよいよ3月12日（土）に、患者さんの引っ越しをするための準備をしていた2011年3月11日――。

「院長室は新しい病棟にありました。本当は4月に辞令をもらうことになるのですが、わたしはその日の午後1時ぐらいから引っ越しを始めていて、新しい院長室にいたのです。院長室にいると、職員のみんなから『あれ、今度の院長は先生がなるんですか？』などと言われていましたが、ちょうど2時46分、震災が起きたのです」（三浦氏）

旧病棟を立ち入り禁止に。入院患者を移送

古い病棟の方は建物の被害が大きかった。

壁がせん断状態のところもあり、大きな煙突がフロアを突き抜けて落ちていた。床は人が乗ると揺れるような状態でベコベコとしており、いつ崩れるか分からない。すぐに古い病棟を立ち入り禁止にして、職員総出で入院患者の移送作業にとりかかった。

幸運だったのは、引っ越しを次の日に予定していたので、入院患者の数をいつもの半分ぐらいにしていたことだった。病院の病床数は240床だが、そのとき入院していたのは105人。もし通常通り多くの入院患者がいたら、犠牲者が出ていたのでは

ないかと思われた。幸い、これだけ建物に被害があったのに、奇跡的に犠牲者を一人も出さずに済んだのだ。

入院患者の移送はてきぱきと進んだ。引っ越しでは半日をかける予定だったが、わずか45分で全員の移送を終えた。

ただ、移送には建物の外側についている非常用階段しか使えなかった。屋上にある貯水タンクが裂けて建物内部の階段が滝のような状態の水浸しとなり、滑って危険だったからだ。もちろんエレベーターは使えなかった。

移送先も問題があった。実は、移送先にはベッドがなかったのだ。というのも引っ越しはベッドごと移動することになっていたからだ。

古い病棟から何とかベッドの回収作業を行った。全部が力仕事だ。

必要なベッドが全て回収されて、全部の患者さんが落ち着くことができたのは、夜の8時を回ってからだった。

院長としては、それから後が大変だった。

古い病棟から全てを移設しなくてはならなくなったので、とにかくスペースが足りないのだ。

検査などの機器は震災の日のうちに新病棟に移送できたが、置く場所がないので廊下などに置くことになり、そこで検査を行ったりした。

新病棟は7階建てで、病床は3、4、5、6、7の5フロアにあったが、7階はリハビリと外来、事務方で埋まってしまい、結局、営業病棟としては全体の5分の4しか使えなかった。

すると、毎月だいたい5000万円ぐらいのロスが出る計算だった。

2年後に新しい外来棟を作ることになったが、それまでの間、赤字がどんどん積もっていくことになる。単純に計算すれば、2年後には累積で12億円ぐらいの赤字になるはずだが、何とかいろいろ経費を切り詰めて、それでも8~10億円ぐらいの赤字を覚悟しなくてはならなかった。

2年後に外来棟が出来なければもっと大変なことになっていた。これは幸い、災害復興補助金がおりたお陰だった。これで外来棟を作ることができたのだ。

若者が流出…崩壊寸前の周産期医療

外来病棟ができ、ようやく通常の状態での病院運営ができるようになった。

ほどなく「周産期センター」を病院に作ろうという話が4市町村で合意されることになった。企業団を運営する4市町村の財政はもちろん、厳しい状態には違いないが、国からの補助金等を利用して、地域医療の灯を何とか消さないようにしたい、という必死の取り組みだ。

周産期に力を入れようと考えたのは、原発事故で福島から若い人がどんどん、いなくなっている状況があるからだ。

須賀川市で育った若者たちがどんどんいなくなっている。ましてや町村部での人口流出は深刻である。

自分のおじいちゃん、おばあちゃんの面倒を見たいけれど、子どものことを考えると、別のところに移転したい、という人が増え、かなりの人数が流出している。

移転する人の中には住民票をそのままにしている人もいるので、実際の流出数はきちんとは把握しきれてもいない。

保育所が営業できないぐらい若い人が減っていると言われ、実際、閉鎖されている施設もあるようだ。

「やはり若い人が、子どもを産んで、育てる環境が絶対に必要なのです」と、三浦氏も危機感を抱いた。というのも須賀川の近くに国立病院機構・福島病院があり、その周産期医療が風前の灯だったからだ。

福島病院では年間約600件のお産を取り上げていた。ところがこの病院の内科、外科の先生がどんどんいなくなっていて、医師を派遣していた県立医科大学病院では須賀川からは周産期医療の医師も引き揚げる、という話になっていたからだ。

何とかそれを保留にしてもらいたいと思い、最初は病院同士の再編・統合、福島病院の周産期の部分と公立岩瀬病院と再編・統合を模索した。

だがこの再編・統合の話はなかなか纏まらず、不調に終わった。

ではどうするか。解答を見つけるために、市町村が協議会を立ち上げた。協議会では、この地域に産み育てる環境を整備することは絶対に必要だとの結論に至り、公立岩瀬病院に新たに、「周産期センター」を整備することが合意された——というのが経緯だ。

岩瀬病院は財政的にかなり厳しい状況に置かれていたので、周産期センターは市町村と県の援助がなければ、自力ではとても建てられない施設だ。

「地域のみなさんの合意と、市町村長さんたちが一緒になって、一つの方向を向くと、とても大きな力になるということを、身をもって体験しています」と三浦氏は語る。

この間の三浦氏の苦労は、震災前には想像もできないものだった。なぜこんな時期に院長になったのかと、自分で自分の運命を呪うようなところもあったほどだ。

「震災のあとは、自分はこの病院をたたむ役割で病院長になったのではないか？と思ったぐらい大変でした。まず診療ができない。ということは営業にはならないということです。病院には国家資格を持ったいろいろな職種のたくさんの優秀な人たちを職員として抱えています。その人たちの給料をずっと払っていくことができるのかどうか。自分は岩瀬病院では23代目の病院長ですが、23代目で終わりになってしまうのではないかと。でも自分の代で絶対に終わりにしたくはない、という思いがずっと頭の中にありました」

1万6000人署名の威力

経営すればするほど赤字が積み上がっていく公立岩瀬病院が存続できた決め手は、

地域の人たちの応援だった。

福島病院の周産期医療と公立岩瀬病院を統合しようと働きかけたとき、地域の人たちが1万6000もの署名を集めてくれた。地域の人口が全部合わせて7万8000のところで、これだけの署名を集めることができたことはかなり大きかった。

それは地域の人たちが、統合をきちんと行って、この地域の周産期医療を守ってもらいたい、という意思の表れだった。

署名活動のことが市長を通じて、福島県立医大病院の周産期医療センターの産科婦人科と小児科の教授にまで伝わった。

福島県立医科大学は、福島病院を含めて福島県内の各病院に医師を派遣しているところだ。

地域の人が周産期医療を守ろうという声をあげたことは大きかった。

この統合話は前述の通り不調に終わったが、地域の人たちの意思とその方向ははっきりしていた。

福島病院の周産期部門と公立岩瀬病院の統合の話がまとまらない場合は福島県立医科大学病院は須賀川からは医師を引き上げることになっていたが、公立岩瀬病院で新しく病棟を建ててそこに周産期医療を持ってくることができれば医師を引き上げずにそこに移ってもいいということになった。

公立岩瀬病院には内科医も外科医も麻酔科医もちゃんといるので、周産期医療を行う態勢は十分に整っているからだ。

周産期医療を行うには産科婦人科と小児科だけでは不十分なのだ。内科、外科の医師がいなくては、いざというときにお母さんを守れないからだ。赤ちゃんは大丈夫でも、母さんの具合が悪くなったとき、たとえば外科の緊急手術が必要になったときや、高血圧や糖尿病で様々な合併症に対する内科的対応の必要が出てくることがあるからだ。

しかし新しい建物を建てるにはそれなりに資金が必要になる。それで企業団を構成する４市町村だけではなく、その倍以上の数の周辺地域の市町村までまとまり、各市町村長が県に働きかけるなどをして実現できたのだった。

こうして２０１７年4月3日に開業した周産期センターは、産科が15床、婦人科15床の合計30床で、それにＮＩＣＵ（新生児集中治療室）３床、ＧＣＵ（継続保育室）6床を備える。

ここに新たに産科・婦人科の3人の医師が加わった。産科・婦人科の医師の絶対数は年々少なくなっているので、須賀川のような過疎化地域からは医師を引き揚げることはあっても、増えるということは普通ではあり得ないことだった。

「市民の方々と各地の組長さんたちが、あと押しをしてくださって実現できたことなのです。地域で産み育てる場所を作ろうという気持ちでみんながまとまったのです。それが大きな力となり、財布が空っぽのわれわれのような病院でも、新しい施設を建てることができたのだと思います」(三浦氏)

須賀川は30年で30%人口減少予測。どう対処するか

ここで少し須賀川の状況を見ておこう。須賀川市は福島県のほぼ中央部にあり、人口は2016年10月現在で約7万7千人。

16年12月に福島県が策定した「地域医療構想」では、地域医療構想区域を現行の地域医療計画における2次医療圏を基本に定めた。須賀川がある構想区域は「県中」地域といい、ここは須賀川市のほか郡山市、田村市、鏡石町、天栄村、石川町、玉川村、

平田村、浅川町、古殿町、三春町、小野町で構成される。

須賀川というより、これは福島県の特徴だが、福島県は面積が岩手県とほぼ同じ大きさだが自治体の数が約2倍の59と多い。平成の大合併のときに自治体再編が進まなかったのが原因だと見られる。従って、1つ1つの自治体は小さいので弱体であり、たとえば「地域包括ケアシステム」を作っていく上で中核となるような病院がない自治体も多い。

それに加えて、3・11の大震災・原発事故後は、県中地域にある須賀川でも人口の流出、特に若者の流出が増え、今後は急速な人口減少と超高齢化が進んでいくことが予測されている。

具体的には須賀川では、2010年から30年後の2040年には、人口は30％減少すると予測されている。

すでに始まっている人口減少の影響で、地域の医療サービス供給体制にも歪みが出始めている。まず若い医師が県外に流出してしまっているため、残された医師は疲弊し、救急医療体制が崩壊の危機に瀕している。

地域医療構想の大きな狙いは、地域ごとに将来の医療需要の予測を的確に行って来たるべき超高齢社会に地域が一体となって備えることにある。これまでは病院に入院させていた高齢者は、できる限り元気のままでいられるように、地域ぐるみでの健康増進策の推進、また不必要な長期入院をやめて在宅へと移行させていくなどの取り組みだ。これは団塊世代が後期高齢世代（75歳以上）となる2025年に、現行の医療・介護サービスの供給体制を続けていては、サービス供給面（人的パワー）からも、財政面からも危機的な状況に陥りかねないことを避けることも眼目にある。また一般病床は、機能別の病床へと転換することで、病床利用の効率化を計り、総医療費の削減に繋げていくのも狙いだ。

福島県の地域医療構想によれば、県中地域では、2025年に慢性期病棟から約1100人が在宅へ移行することが予測されている。

このうち須賀川市の在宅移行は200人と予測されている。

ところが現在、須賀川医師会会員80人のうち、在宅医療を行っている医師数は26人で、しかもアクティブに活動しているのは8人のみ。平均年令は62歳であり、2025年には70歳に達する。新たに在宅医療を行う医師が増える見込みは少なく、ここにさらに200人の在宅患者が増えることに対応して、医療サービスを供給する体制を作ることは非常に困難が予想される。

人口減少、過疎化の進行する中で地域の医療・介護サービスの供給体制をどう守るかは全国の地方都市が抱える共通の悩みだ。それに加えて福島には、震災・原発事故の影響というダブルパンチの厳しい環境が降りかかる。医療スタッフの確保が困難な小規模病院ほどその影響は大きい。

「やはり小規模な、病床数が300床以下ぐらいの規模の病院というはどうしても、経営が苦しくなりがちです。これからどうやってこの病院をやっていけばいいのかと考えていたところに、ちょうど『地域医療連携推進法人』という新しい制度の話が出てきたのです」（三浦氏）

以前から連携していた3病院を中心に2016年3月協議開始

須賀川では公立岩瀬病院を中心にして3つの病院が震災前からお互いに連携をとりあっていた。

その3病院とは、公立岩瀬病院（279床）、民間病院の須賀川病院（114床）、池田記念病院（80床）——だ。

3病院ではどのような連携を行ってきたか。たとえば救急で患者が来たとき（公立岩瀬病院と須賀川病院は救急指定病院）満床だった場合、まずその病院で受け付けして連携している空いている病院に搬送。また病院同士の人事交流の実施、医療材料等を共同で購入してコストを抑える——等だ。

「普段から近くにあって、お付き合いをしている病院同士で、お互い、連携をしましょうということで、3つの病院の間では協定書を取り交わしていたのです。ちょうどそういうときに、こういう新しい法人制度ができるので、一緒に参加しませんかということで話が進んだのです」（三浦氏）

2016年3月に3病院で地域医療連携推進法人を念頭に置いた会議を初めて開いた。特に公立岩瀬病院と須賀川病院では法人発足に企業長、理事長レベルで合意がされた。

公立岩瀬病院は公立病院改革プランに地域医療連携推進法人の発足を明記、パブリックコメントでは自治体、医師会を含めて反対意見は全く出なかった。

3病院はお互い、診療科では当然、競合する課もある。しかし3病院とも、このままの状態で将来、この地域で病院経営を続けることができるのか、という「危機意識」のほうが強かった。

「地域医療構想」や「地域包括ケアシステム」など、国が始めた今の医療・介護政策の流れでいけば、この地域で各病院がこのまま急性期医療を続けていくことはできなくなる可能性が高いのではないか――それも3病院に共通する危機意識だった。

ただ実際に地域医療連携推進法人を作るとなると、地域の医療や地方自治体の関係者などからどういった意見が出てくるかは未知数だ。

だから、3病院、なかんづく公立岩瀬病院が率先垂範で方向性を決めていくよりも、やはり地域のみんなで積み上げていくようなやり方がいいのではないかと三浦氏は思い描いている。

公立岩瀬病院に周産期医療センターができたときのように、公立岩瀬病院だけが突出してリードしていくのではなくて、地域のみんなに支えてもらっているような形を作っていくことが理想だ。

3つの法人、3つの病院に加えて将来は介護施設などもグループ入りを念頭に置いている。

包括ケアシステムの中核となる地域医療連携推進法人

東西に広い福島県は、浜通り、中通り、会津の3地区に大きく分かれるが、県中地域のある中通り地区は、郡山のように人がたくさんいて医師も集まっているところがある一方、無医師村のような場所も多くあり、地域包括ケアを作れなくて困っている自治体も存在する。

前述のように福島県は自治体の数が他県と比べて多いために1自治体ごとには小規模で力が弱いところが多いこともその背景にある。そうした地域で将来をにらんで地域の医療・介護供給体制をどう作っていくかを考えたときに、この地域医療連携推進法人は大きな力を発揮する可能性がある。

「厚生労働省の次官をしてた辻哲夫先生がいま、東大で柏市を中心に地域包括ケアに取り組まれていて、その辻先生が講演に来られたときに質問をさせていただいたのですが、やはりその地域に1つ、ある程度力を持った団体がいて、それがサテライトのように医療や介護のサービスを提供することができるのではないか、というお話もされていました。福島県は他県に比べても高齢化がはるかに早く進んでいくと思われますので、地域医療連携推進法人に是非、取り組んでみようと考えたのです」

須賀川の3病院を中心とした「地域医療連携推進法人」の構想は、県中地域の包括ケアシステムづくりとも絡んでくる。大きなイメージでは、2025年に向けた地域の包括ケアの中心に、この地域医療連携推進法人が置かれている。

ハードウェアとしての病院や介護の施設があり、その回りに医療や介護を提供するサービスがある。それを中心として、産んで、育て、学んで、働くこと――が渦のような構造で広がっていくことをイメージしている。たとえば、産んで育てるところでは、公立岩瀬病院に新しくできた周産期センターが大きく関わってくる。学んで働くということでは、例えば「ヘルスケアルーム」のような地域での活動を通じて、食育や健康にいい野菜を豊富に採れるメニューを提供、これを広めることによって須賀川の農業を支えていくところまでを視野に入れている。こうして医師や医療スタッフの雇用・生活を守るだけではなく、地域の人たちの生活・雇用を生み出していくという好循環を創り出すことを念頭に置いた壮大な構想である。

ここまで構想を広げると、今度はそこに是非、参加したいと集まってくるところも

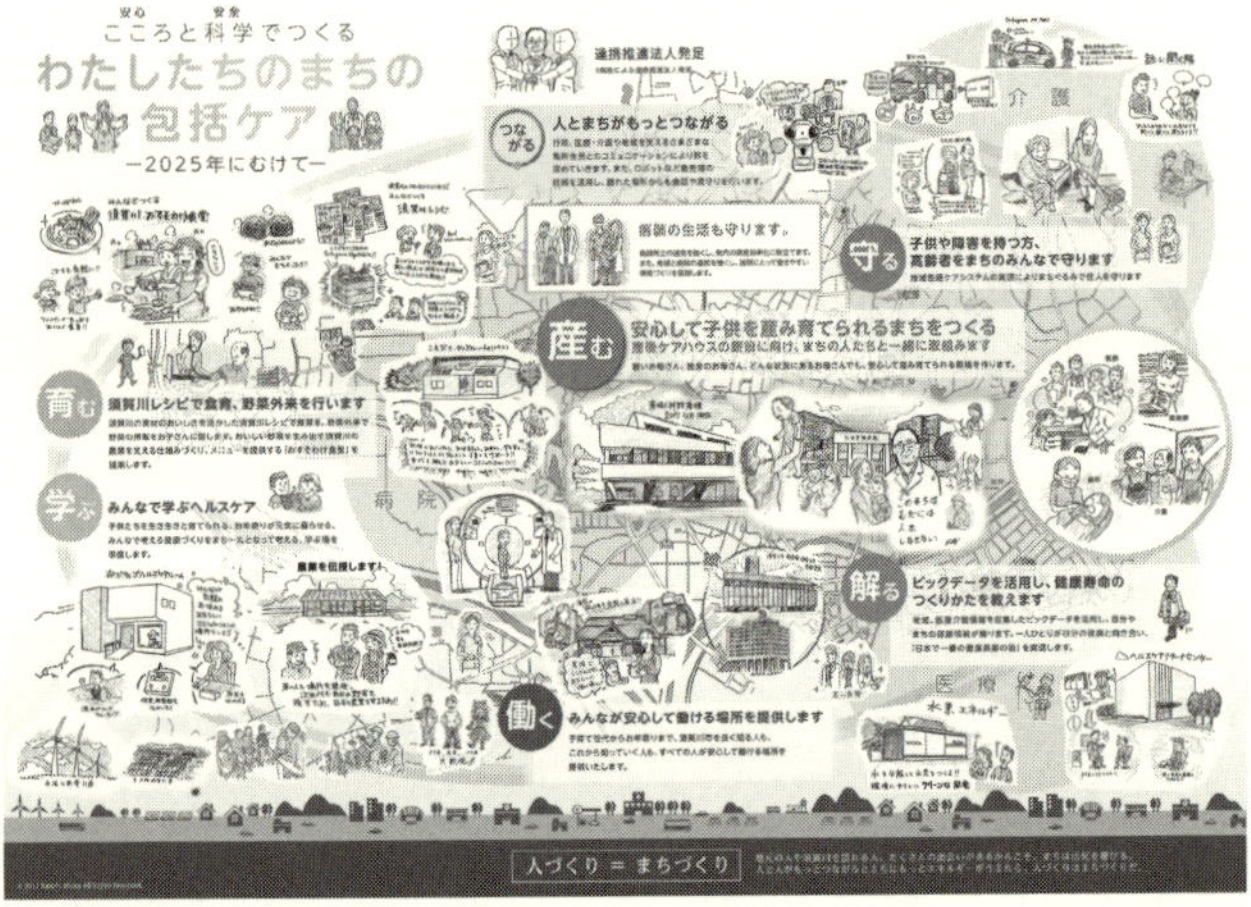

こころ《安心》と科学《安全》でつくる
わたしたちのまちの
包括ケア
―2025年にむけて―
連携推進法人発足
つながる
人とまちがもっとつながる
介護
守る
子供や障害を持つ方、
高齢者をまちのみんなで守ります
産む
安心して子供を産み育てられるまちをつくる
育む
須賀川レシピで食育、野菜外来を行います
学ぶ
みんなで学ぶヘルスケア
農業を応援します！
病院
解る
ビックデータを活用し、健康寿命の
つくりかたを教えます
医療
働く
みんなが安心して働ける場所を提供します
人づくり ＝ まちづくり

出てくる。たとえば意外なところでは、経済産業省などが推し進めている中心市街地活性化を考えているメンバーの人たち。またヘルスメニューや食育関連などに関連する農業関係では、既に震災以後、地域の農業に対して微力ながら援助をしたとの思いで協業を行ってきていた地元のＪＡとの間で話し合いを始めている。

三浦氏はまず「安心して子どもを産み、育てられる街を作る。取りあえず産科・婦人科の病棟（周産期センター）ができましたので、今後は『産後ケアハウス』のようなものも作りたいと考えているんです」と、この構想の近い将来図を語る。

三浦氏はこれまで外科医として長くやっ

てきた経験から、個人的な理念としては「この街は無駄に人を死なせない」をモットーにしてこの包括ケア構想を実現していきたいと考えている。

公立岩瀬病院では、この包括ケア構想をイメージしたＡ０番（８４１×１１８９）の巨大ポスターも作った（別掲参照）。

この包括ケア構想のポスターの威力は大きく、２０１６年に三浦氏がこのポスターをもとに熱っぽく構想を語って、仙台の医師１人を公立岩瀬病院にスカウトすることもできたほどだ。その医師は事前に病院の見学をすることもなく転勤を決意。要するに病院施設の充実等のハードウェアの魅力ではなくて、その構想に惹きつけられて、あるいは三浦氏の熱意にほだされての決意であったことは疑う余地がない。

地域興しで「民泊」にも力を入れる

医師だけではなく若い人たちが集まってくることを最終的に目指しているのが須賀川の３病院の連携を中心に据えたこの地域の包括ケアの特徴だ。

食育やヘルスメニューなどの提供に加えて、地域興しに繋がる新しい試みとして、三浦氏が力を入れたいと考えているのが「民泊」である。

民泊に関する国の所管が医療と同じ厚生労働省であることはたまたま偶然だろうが、県外へ流出した若者を呼び戻したいということに関連して、まずは海外からの旅行者をも呼び込むことでとにかく地域を活性化させるという狙いの取り組みだ。

ではなぜ福島の県中地域で民泊か？

東京での民泊を考えてみよう。

フランスでテロが頻発したが、多くがパリの民泊施設がその準備場所として使われた。人口が多く密集している大都市には安全・安心網の抜け穴も潜む余地がたくさんあり、「民泊」などがそのかっこうの場所になる可能性が大きいのだ。

だから実は、行政も業者の方も、東京での民泊にはあまり食指が動いていないのだ。民泊のような施設は、大都市のようには人口が密集しておらず、みんなの目が行き届くような場所に作ることが理想なのである。かといって日本の玄関口からあまりに遠いへき地では旅行者にとっては不便だ。その点、新幹線で1時間半の福島当たりはちょうどいい民泊の設置場所となる可能性が高い。

そこで須賀川市では地域の商工会議所を動かして、実際に民泊の取り組みを既に始めているのだ。

周産期のケアを充実させて、子どもを産み、育てる環境を整えることはもちろん大事だが、その前提として地域に人が集まって、産業が活性化され、雇用が守られていることが一層、大事であることは言うまでもない。

その上で、今度はその子どもたちをどう育てていくかだ。そのために地域に循環を促す「食育」という発想は極めてユニークである。

ＪＡ直販所と提携して「野菜外来」？

前述したように公立岩瀬病院は震災以来、地元のＪＡ（農協）と提携している。病院の敷地内にＪＡの直売所を設けているのだ。さすがに病院にＪＡの直販所を儲けているところは全国を見渡しても珍しいようで、「少なくとも公的病院ではほかにはない」ということで、農業専門の全国紙が取材に来たこともあったほど。

なぜ震災を契機に、言わば「農業と医療の連携」を思いついたのか？というと、当時、福島の農作物が原発事故後の風評被害でまったく売れなくなってしまったことがあったからだ。

三浦氏はそれまで、地元産の野菜が好きで、ずっと食べていた。風評被害で地元の野菜が売れなくなってしまったことに心を痛めた。どうしたら日ごろから支えてくれている地元への恩返しができるか、と考えるようになった。それでできたのがこの直売所だ。

お店はテントによる特設の専売所だが、この専売所では地元産の安くて新鮮な野菜が手に入ると評判で、これまで途切れることなくずっと続いている。

近所のおばあちゃんなどが、手押し車のような買い物入れを押しながらやってきてお買い物をしていく。それだけでも健康増進に効果がありそうだ。

この「医・農連携」を発展させていま、取り組もうと考えているのが、地元野菜をふんだんに使った「健康レシピ」の提供による「食育」活動だ。名付けて「野菜外来」。

健康増進・ヘルスケアについて、大人も子どもも、一緒になって学んでもらい、家庭では野菜の摂取を子どもに促してもらうことで、地域の人たちの健康作りに役立てていく一方で、それによって農産物の需要を創り出すことで地元の農業の振興に少しでも資していこう、という地域での循環を考えた取り組みだ。

この取り組みの中でも特に注目されるのが「須賀川おすそ分け食堂」だ。様々な理由から支援が必要な家庭の子どもたちに、自分たちが「施しを受けている」ということを意識させないで」健康にいいものを食べてもらえるようにと考え出された場所だ。

ＪＡの直販所では、毎日その日に搬入した野菜を売り切ることを念頭に販売しているが、どうしても売れ残りが出る。通常は売れ残りは廃棄することになるが、それではは非常にもったいない。そこで、その野菜を食材として利用することで、極めて安いコストで、しかも健康にいいおいしい食事を、この「おすそわけ食堂」で子どもたちに提供することができるのだ。

健康増進から地域興しまでを担う

福島では特に震災以後、治す医療以上に、普段からの健康増進に対する関心が高まっている。

福島県では震災以後、「震災関連死」と見られる高齢者の病死が東日本大震災で被災した他県に比べても目立って多くなっている。そういうことも健康増進への関心の高まりに影響しているようだ。震災関連死が増えるのは、震災以後の様々なストレスが関与しているものと見られている。そうしたストレスがいかに人間の寿命を縮めるかということだろう。それを取り除いていくには、まず自分たちで自分たちの体のことを知ることが大事であろう、ということで、「75歳以上の検診」など、ほかの地域ではやっていない検診も始めている。

「こういうアイデアはみんな、周りの人たちから出てきているんです。医療関係者ではない人たちからも、なぜかみんなが、この病院に集まって来ます。農業と医療なんて意外な組み合わせですが、もともと提携していたということもあるのですが、案外と関係はあるものですよね。たとえば医食同源と言うぐらいですから、健康には食が大事です。そういうことが一つひとつ繋がっていって、このイラストのようなものができたのです。それをみんなに見せると、また人が集まって来るのです」（三浦氏）

人がいなければとにかく何事も始めることができない。この地域ではまず、それが大事なことなのだ。

人が集まりさえすれば、そこに仕事の発想も生まれてくるだろう。いろいろな人の知恵を集めて、働く場所として様々なアイデアも出てくる。

「地方でなくてはできないようなことを、自分たちでプロデュースしてできたらいいなと考えています。もしかすると経産省も動いてくれるかもしれない。いま手を挙げて一所懸命にやっているところです」と三浦氏は「地域医療連携推進法人」を核とした地方創生を本気になって考えている。

「ただの病院ではあるのですけれども、そこに多くの社会的な側面があると思うのです。病気にならない人たちを作る、ということに関連していけば、たとえばヘルスケアを教え・学ぶということだけでも、そこで働く場も提供できるでしょう。何か病院が工夫することで、地域でいろいろなことができるのではないかと考えているんです」（三浦氏）

たとえば「民泊」のような取り組みがうまく軌道に乗って旅行客がたくさんこの地域に来るようになれば、その中で具合が悪くなる人も出てくることも考えられる。その場合には、スマホなどの便利なツールを使って地域医療連携推進法人傘下の医療機関に直ぐに診療を受けられるようにすることも一案だ。

そういう仕組みが整っていれば、海外から来られる人も安心できるようになり、さらに人を呼び込みこむことに繋がっていくだろう。

こうした新しい仕組みの発想を仕掛けていけば、地域の需要をさらに掘り起こしていくことができるだろう。

「そのうち英語や中国語、その他いろいろな言葉を話せる職員を配置することも必要になるかも知れません。（東京オリンピック・パラリンピックが開かれる）2020年までにそれが間に合えばいいなと思っています」（三浦氏）

水素エネルギー発電システムも導入

福島県は震災後、太陽光発電や風力発電、バイオマス発電など、いわゆる化石燃料によらない再生可能エネルギーの電源基地の開発が、全国の中でも際だって進んできている場所だ。震災後、福島では再生可能エネルギーに関する催し物も多く開催されるようになった。

ただ、再生可能エネルギーの問題は、気候や日照などの自然環境・自然条件に大きく左右されるところにある。そうした再生可能エネルギーの中でも特に、自然環境や自然条件に左右されない電源として注目されているのが水素エネルギーだ。

とりわけ日本では、大手自動車メーカーや大手エネルギー会社などがこぞって力を入れていることもあって、その将来に期待がかかっている。

公立岩瀬病院では、この水素エネルギーに関して、いち早く注目し、ほんの一部分だが、ヘルスケアのリサーチセンターでこれを取り入れ始めている。

このシステムは、ある大手電機メーカーが開発・販売しているものだが、震災を契機にエネルギー問題を深く考えるようになり、辿り着いたものだ。

この小型の水素エネルギーシステムの良さは、作った水素を備蓄できることにある。その水素を使って発電するので、災害時にも威力を発揮する。

同規模の発電システムではバイオマスを使ったものもあるが、バイオマスだと原料を取りにいかなくてはならない手間があり、災害時にはとても不便だ。

この水素エネルギーシステムのメリットが大きいと判断できれば、病棟の方にも導入しようと公立岩瀬病院では考えている。

水素発電システムにはトラックに搭載できるものもある。仮にそのトラックと診療車が2台あれば、病院以外のどこに行ってもハイテク診療ができるようになる。遠隔医療システムを活用して、たとえばエコー撮影をその場所で撮ってもらい本院に送ってすぐに診断したりすることも可能になるだろう。

遠隔医療などハイテクツールを使った取り組みはもう2〜3年先ぐらいの近未来には実現可能性が高いものだ。今やハイテクツールを使えば、できないことがないぐらいのところまできている。

このような先端ツールを使うメリットは、それを使っているうちに地域外から、いろいろな人が「実はほかにもこんなことがあるんです。わたしのところではこんなこともできますよ」と言って人が寄ってくることがある。

とにかく人を呼び寄せたいという地域にとっては、それだけでも重要なことだ。

「包括ケア」づくりとは即ち街づくり

介護分野では「シルバー巡回」も地域で活躍している。認知症の老人の顔写真をまず病院でデータにして登録しておく。その人の行方が分からなくなって徘徊をしていることが疑われるという連絡があった場合は、その人の顔写真データを、予めメーリングリストに登録してある地域の協力者、シルバー巡回の要員の方々のスマホなどに一斉に流す。そうすると、だいたいその日のうちに徘徊している人を見つけ出せることが多い。

この取り組みでは、巡回要員の人が既に、警察署の署長から表彰されるなどの実績も出ている。

地域で徘徊はいけない、徘徊をさせない、というのではなく、安心して徘徊できる街にしよう、という逆の発想からの取り組みだ。

このように地域包括ケアに対して深く考えて真剣に取り組んでいくと、結局は街づくりを行うということに繋がっていく。

上部構造では、地域の人と街がもっと繋がる、それを支える下部構造・インフラとしての病院がある。地域の人たちが俳優が演じてくれるようにそれぞれの役割をしていて、その土台となる舞台として病院がその場所を提供している。それがこの地域での地域包括ケアのイメージであり、その中心となる舞台がこれから「地域医療連携推進法人」になるということである。

「結局、いろいろなアイデアを具体化していく場合、どうしようかというときにやはり行政との結びつきが重要になるんです。市長さんや首長さんがいちばん核にいて、そこと連携を取りながらやっていくと、病院が病院だけに留まらないで、地域包括ケアの中心になっていく。中心というのはインフラとしての中心であって、生まれてから死ぬまで、誕生から介護まで関わっていくからです。それを充実させていくにはやはり、いろいろな関係機関同士の連携がさらに必要で、地域医療連携推進法人はそこにスムーズに入っていきやすい仕組みだと思うのです」（三浦氏）

自ら選んで「一人在宅死」があってもいい

福島県では医師、特に若い医師の流出や、若い医師が集まらないことで困っている病院が増えている。そんな状況の中で２０１７年３月現在、公立岩瀬病院では医局の改装・増築計画を進めている。実は医師が増えてきたので、会議室を医局にしないと間に合わなくなったからだ。全院で20数人しかいなかった医師が、一気に７人も増えるのだ。

人が集まってくる理由は、前述したように「医療連携推進法人」を中心にして将来に向けた地域医療と介護、また健康増進やそれに関係する様々なコンセプトを、この病院が持っており、しかもそれに向けた具体的な取り組みを行っており、さらにそれだけでなくて外に向かってそれをしっかり発信しているからだ。

震災以後、公立岩瀬病院ではこのようにハード面でも順次、古いものが新しいものへとスクラップ・アンド・ビルドが進んでいる。

「本当に国や県には足を向けて眠れないのです。震災で設備のあちこちが壊れてしまい、最初は本当に病院を畳んで23代目の院長で終わりになるのだと思っていたのです。それがかえってバネになり、今では逆に職員が一丸となって、生き甲斐を持って一生懸命に働いてくれる場所になったのです。震災後、何が一番進化したかと言うと、実は職員が一番、進化したのではないかと思うのです」（三浦氏）

ただ、地域医療連携推進法人はあくまで、地域への効率的な医療・介護・福祉サービスを提供するための1つの手段に過ぎない。また、地域医療の中で中心的なホールディングカンパニーのようなものがでることに対しては、「患者の囲い込みが行われるのではないか」と心配している人が中にはいるかも知れない。それは医療・介護・福祉のサービス供給体制が人口に追いつかず、その需給が逼迫している大都市圏のようなところではそういうこともあり得るかも知れない。

だが、そもそも過疎化が深刻で医療機関も細々とやっているようなところで、そのようなことを懸念している医療関係者がいたとしたら、その考え方は根本から誤っていると指摘した方がいいだろう。

心配しなくていけないのはむしろ、どうやって医療と介護と福祉のサービスを漏れなく供給できる体制を作り、自分たちの地域が生き延びることができるかだ。

たとえば大都市圏ではしばしば、独居老人が増えたことで起きている「老人の孤独死」が報道され、社会問題の1つとして取り上げられることが多い。しかし、独居老人自体は地方にもたくさんいるわけで、当然、孤独死ということもあり得る。それが死亡後も長く気づかれないで放置されることが大都市圏の問題になるわけだが、孤独死それ自体が悪いものなのか?という論議があまりなされていない。

三浦氏はこう提案する。

「孤独死が悪いかというと、本当にそうなのでしょうかと思うのです。自分の家で一人で死ぬことがあってもいいのではないかと。わたしはむしろ孤独でも、一人で自分の家で静かに亡くなることを選びます、ということがあってもいい。『一人在宅死』

と言うか、そのように自分で亡くなる場所を選ぶ選択権があって、それに合わせたサービスを受けられるようにする。そういうサービスを広く提供することができるのが地域の医療機関だと思うのです」

地域の機関がいろいろと連携することで、地方ならではの医療・福祉・介護サービスの提供によって例えば、そういうことも実現できるのではないかと思い描いている。

1年に1％ずつゆっくり階段を下りていく

「公立岩瀬病院はそもそも規模が小さいくて力がないわけです。これからの（病床削減という）締め付けで、わたしたちよりもっと小さい病院は、もっと苦しくなっていくでしょう」（三浦氏）。こうした危機感が土台になって今回の地域医療連携推進の構想が始まっていることには違いないのだが、その将来図はやり方次第で必ずしも暗くはないのだということを今回の取り組みは示している。

国は需要のない地方ではなるべく急性期病床を少なくしていこうという方向。それ自体は国民医療費の総計を抑えることからいけば、その方策が誤っているものだとは決して言えない。

その流れの中で、この地域では２０４０年に最大で30％もの人口が減っていくことが予測されているという現実を考えれば、もう取り組むべきことはあまり多くはない。その少ない選択肢の中でギリギリの対応を行っていく覚悟が地域には問われているのだ。

「わたし自身、この地元に住んでいるので、１年で１％ずつ人口が減ることに対する対策を継続して行っていけば、30年経ってもあわてふためくことはないのです」

その間に消費税も８％から10％に上がるかも知れない。それが収益を圧迫すればさらに苦しい状況になるが、少しずつの準備を継続して行っていけば対処は可能だというのが三浦氏の見方だ。

「みんなで一歩一歩、階段を降りていくか、ということだと思うのです。人口が減るのだから、これから上昇機運が出てくるというのはなかなかないと思います。だから、心豊かに歩みながらも階段を降りていくことを１年間に１％づつやっていけば、30年経ったら30％人口減への対処は自然にできているはずです」（三浦氏）

もちろん無理をして歩む必要はないわけで、周囲の理解が得られなければ、そこでいったん歩みを止める必要性も出てくるかも知れない。そうしてちょっと小休止をして理解を得られたらまた進めばいいのではないか、と三浦氏は考えている。

いずれにしても地域を支えるための地域医療連携推進法人である。人口が減っていく日本の地域の将来を考える上で、この取り組みに注目していかざるを得ない。

Chapter 5

「地域医療連携推進法人」を阻む課題

さいたま赤十字病院と県立小児医療センターが「物理的」に連結

２０１１年、さいたま市中央区にある「さいたま赤十字病院」で耐震化のための建て替えが必要と判断され、病棟の建て替え移転が決定された。

同じ時期に、埼玉県立小児医療センターも耐震化のための建て替えが必要とされたため、２つの病院はともに、同じ再開発地区となる「さいたま新都心第８-１Ａ街区」へ移転することになった。

新病棟ができる再開発地区は、旧さいたま赤十字病院からは南へ１・３キロメートルの地点となる、さいたま新都心駅の目の前になる。

県立小児医療センターは２０１３年着工、さいたま赤十字病院は２０１４年に着工。埼玉医療センターは16年12月27日、一部の機能を旧病院があるさいたま市岩槻区に診療所として残して移転・開院した（許可病床数３００床）。

さいたま赤十字病院も明けて17年1月1日に移転開院した。

この2つの病院は、外からみると2つの建物が並んでいる一体の建物のように見える。実際、さいたま新都心駅から繋がるペデストリアンデッキのフロアは物理的にも繋がっている。ちなみにさいたま赤十字病院の新病棟は地下２階地上14階で延べ床面積６７３３平方メートル、６３２床。

さいたま赤十字病院と県立小児医療センターは両病院一体で総合周産期母子医療センターの指定を受けており、これに小児救命救急センターの指定を受けている県立小児医療センターと、高度救命救急医療センターの指定を受けているさいたま赤十字病院がお互い連携することで、高度な周産期医療と救命救急医療を提供することを目指している。

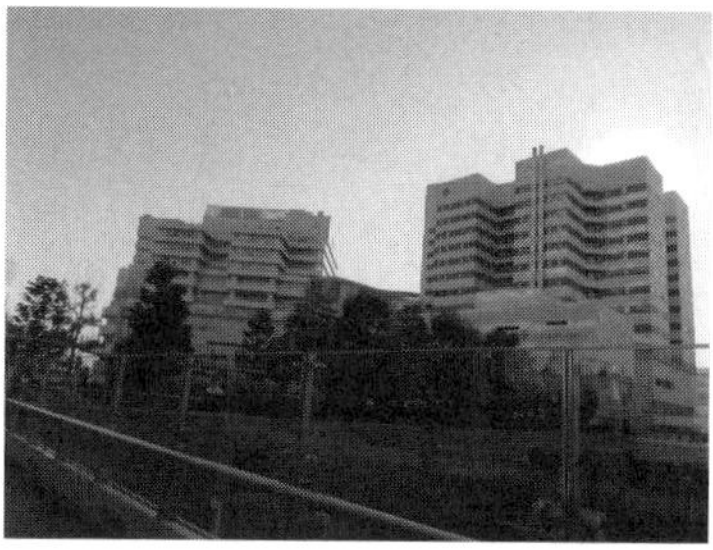
左が県立小児医療センター、右がさいたま赤十字病院

両病院が新病棟へ移転、周産期医療で本格的な連携が始まるときと合わせて、ちょうど２０１７年4月制度発足を目指して「地域医療連携推進法人」の動きが本格化。両病院の連携でも同制度が利用されると見られた時期もあったが結局、この連携では２つの病院同士が同一法人の傘下に入るという選択肢は現段階では採られていない。

人口の多い大都市圏で同規模の病院が凌ぎを削る競争を繰り広げている地域では、たとえそれがこうした新制度を使ったある種、〝緩やかな合従連衡〟であっても、やはり「同じ釜のメシを食う」ことになるような連携は難しいということも浮き彫りになっている。

この連携の片方の当事者である病院トップに、地域での病院連携と、地域医療連携推進法人制度に対する考えを聞いた――。

「『地域医療連携推進法人』には現実的にこれだけ難しい面がある」

さいたま赤十字病院院長

安藤　昭彦

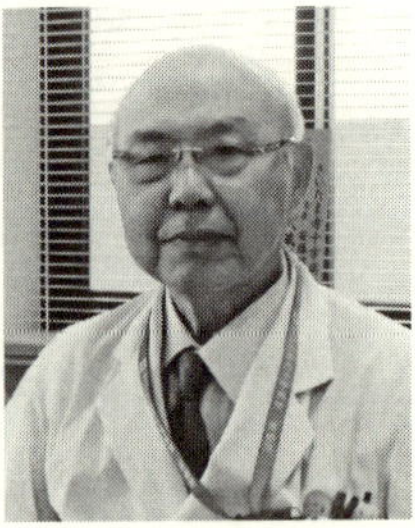

総合病院同士が「おいしいところ」取りで争うことに

―― 地域医療連携推進法人について、院長は一般的にはどういう見方をされていますか?

安藤　たとえば特定の診療科で医師が割と多くいて、その病院にとっては強みになっているようなところで、近くの医療圏の比較的同じような病院で、それとは別の診療科で強みを持っているというようなところ同士が一緒になり、それぞれの強みを生かす、という取り組みの場合は、それはそれで新制度を利用できるのではないかな、という気はしないでもないです。

ただその時に、どちらも総合病院の場合、競合する診療科が非常に多くなるので、ではその機能をどう分担していくのか、というところで非常に難しい面が出てくるのではないかと思います。

連携する2病院ともスタッフの人数が少なくて、地域でのシェアもあまりない同じ診療科をどちらかに統合する、という話ならばありうるのだろうけれど、それでも、ではどちらの方に移すのか、という問題が新たに生じてくると思うのです。

要するに、どちらの病院も「おいしいところ」は欲しいわけです。不採算のところはいらない。いらないというか、押しつけたいわけです。だからそういう状況の中でこの制度がそんなにスムーズに進むのか、と正直疑問に思います。

――大きい病院同士だと難しい面もある。中核的な病院が1つあって、その周辺の小さい病院や診療所などが参加するような形ならばうまくいくのでは。

安藤　そうですね。割と、診療科もそんなに多くは持っていない病院同士が集まって、病院そのものではなくて、ある診療科をどちらかに集約して、それで以前よりは充実した医療を提供できるようになれば、それはそれで制度としてはうまく利用できるのではないかなという気はします。そういう形でないとなかなかうまく機能しないのではないかと思います。

――大きい病院同士だとやはりどうしても、診療科の集約1つとっても主導権争いが起きる？

安藤　ある程度大きいところが主導権をもってリードするというか、上に力が強い人がいて、トップダウンでいろいろ采配、配分していければ、診療科の集約もある程度できないこともないのかなと思います。ですが、お互い対等の立場で話し合いましょう、というのではやはり難しいと思いますね。

確かに今は、お互い競争し合っているような状況ではないので、本当は地域でうまく役割分担していくことが必要だとは思うのですが、現実にはなかなか難しい面が多いのではないかと思うのです。

埼玉の2病院で1つの「総合周産期医療」を

――さいたま赤十字病院と県立小児医療センターの連携の場合は、経営形態としては全く別々にいく、ということですか。

安藤　そうですね。

――物理的には、ほぼ同じ敷地の建物にあり一体です。

安藤　空間的に同じフロアで繋いだということです。周産期医療に携わるスタッフも行き来します。

――これは形態としては何と言ったらいいのですか。二つの違う病院が、1つの診療科で一緒に動く、というのは。

安藤　機能で言うと、例えば、1つの病院の中にある総合周産期部門と違わないような形で運営しよう、ということで始まっています。

ただ、診療報酬などは、それぞれの病院から請求してもらうことにしています。ただし場合によって、相手の病院の診療科に何らかの医療行為を行ってもらった場合、相手の病院へ報酬を支払う、といった取り決めは必要になると思いますが、なるべくそういうことがないようにしようと話し合っています。よほど大きな医療行為でない限り、たとえばちょっとしたアドバイスやコンサルティング程度のものならば報酬は発生させないルールでやりましょうという話にはなっています。

ただ、これから実際に運営していくうちに、いろいろな問題が出てくるとは思います。その場合はその都度、協議して解決していこう、ということです。

基本的には一体的に運営というか、われわれの病院と、向こうの小児医療センターとが周産期医療においては、一つの部門としてやろう、ということです。

――しかし法人はあくまで二つだと。

安藤　そうですね。

――あえて一つにする必要はないということですか。

安藤　実際のところ、県立小児医療センターとさいたま赤十字病院を統合して、胎児からお年寄りまで対応できる医療提供体制を構築できれば素晴らしいことなのかもしれません。しかしそれは、現実的にはなかなか難しい問題です。それで地域医療連携推進法人のような制度を使って一緒にすればいいのではないか、という話になってくるのだと思いますが、それも多分、どちらが主導権を握るかなど、やったとしてもそんなにうまくはいかないのではないでしょうか。

――うまくいかない理由は、やはり人の問題が大きいのですか？

安藤 人の問題でしょうね。

――現実的な問題として、こちらに行くのはいいけれども、こちらに行くのはいやだとか。そういう問題が出てくると。

安藤 もともと別々の病院ですし、われわれとしては産科は主力部門の一つで、割とたくさんお産も取り扱っていますし、地域ではお産の病院のように言われているところもありますが、やはり新生児医療に関しては非常に弱いところがあったので、新生児科医が欲しいわけです。ところが新生児科医は少ないのでなかなかまとまって来てくれるようなところはない。

一方、県立小児医療センターは当然のことながら新生児部門を持っているけれども、そこにやはり産科が欲しかったのです。それでお互い一緒になるのがいいのではないか、ということになり、知事が主導して1つのところに建物を建てて、お互いの強いところ同士を一緒にしてやりましょう、ということになったのだと思います。

本来、たくさん新生児科医がいて、たくさん産科医がいれば、それぞれの病院にまとまった人数を出せばそれでいいのです。だけど、それが出来ないから結局、集約化ではないですが、連携して一緒にやる、ということになったのだと思います。

ただ、それを連携推進法人にしたとしても、一緒にしたいのは周産期部門だけですから、病院そのものを統合することはできません。

さいたま赤十字病院としては、県立小児医療センターから新生児部門だけポンと来てくれて一つになれれば、それはそれでもいいのだけれど、県立小児医療センターとしてはそうもいかないでしょう。向こうは向こうで産科だけ来てもらいたいでしょうし。大きい病院の中から一部分だけ切り取って持っていくのならそれはできないこともないでしょうが、その病院にとって主力となる診療科だと、まるまる持ってくるというのは無理だと思います。

一緒になると結局、不採算部門の縮小に繋がらないか

――新しいところ同士が一緒になるのはやはり難しいということでしょうか。地域医療連携推進法人では、どちらかというと地方にいて将来、厳しくなるから一緒に

なりましょう、というケースが多いようです。

安藤 大都市圏の郊外にある、とある自治体立の小児医療センターが、隣接する同じ自治体立の病院と一緒にしようということがあったのですが結局、一緒にしませんでした。それなりの理由があるのでしょうが、小児医療センターはやはり採算性の面で難しいことが大きいのかもしれません。

統合すると不採算部門は、おそらく縮小していかざるを得ない。どんどん縮小されていくことを恐れて、そうならないように別々のままにしているのだろうと思います。

——その自治体としては一緒にしたいのでしょうか。

安藤 一緒にして総合病院にするほうが効率的だと考えているでしょう。それでも赤字かもしれませんが、その幅は多分、小さくなるのではないかと思います。

自治体としてはなるべく赤字を少なくしたい。だとすると小児センターのほうが多分、赤字額が大きいので、それを減らすために一つにしたらなるべく各部門は縮小していく方向に行くのではないか。それは働いているスタッフにしてみれば嫌でしょう。

そういう意味で、県立小児医療センターも多分、同じなのだと思います。

彼らは自分たちの目指す医療、理想的な医療を提供しているといった自負があります。もちろんわれわれだって自負がないわけではない。ただ、われわれと違うのは、お金は多少掛かっても仕方がないというか、コストは掛かっても一番いい医療を提供していこう、といった意識が強いのだと思います。

われわれももちろん、いい医療を提供しようと考えていますが、でもそのために病院が潰れたらどうにもならないので、いい医療を提供してなおかつ、経営が苦しくならないように、継続できる医療というものを考えながらやっています。

もちろん儲かる医療をやろうというわけでは決してありません。でも経営のことを考えながら医療を行うというところは多少、公立病院とは違うところではないかと思います。

――そういう基本の哲学が違うと、擦り合わせるのがやはり難しいですね。

安藤　われわれは病院の基本方針の中に「健全経営」といったことは入れていません。もちろん、そういう文言を入れている病院はほかにいっぱいありますし、われわれも入れようかどうか、検討をしたことはあります。でも、入れなくても当たり前のことだからわざわざ掲げる必要はない、ということになりました。

それは非常に大事なところだと思います。われわれの病院の医師や看護師は、そこのところはかなり意識を持っていると思います。みんなそう思っているからあえて基本方針には入れていない、というところがあるのです。

——それは全国の赤十字病院は全てそう、ということですか。それとも、さいたま赤十字病院がそうだということなのでしょうか。

安藤　全国の赤十字病院がどこもそうかというのはちょっと分かりません。赤十字病院はそれぞれ、独立採算でやっているのでだいたい、どこも同じ考えなのだとは思います。赤字でいいなんて思っている人はどこにもいないと思います。民間ですから、どこも援助はしてくれません。自分たちで何とかしなくてはいけないからです。だからどこの赤十字病院もやはりそういう気持ちは持っているのではないでしょうか。

そういう意味では、公立病院とは少し、そこで働いているスタッフの人たちは別として少なくともトップの院長あたりは、考え方は違っているのではないかと思います。

民間病院は最大限安く仕入れる努力をしている

——では、院長や理事長などのトップと、現場の職員との意識の乖離というのは結構あるのですか。

安藤　われわれの病院について言えば、経営に対する意識というのは、看護師の人たちでも割と強く持っていますね。これだけいい医療をやりながら、なおかつ費用の掛からない医療をどうやってやるか、ということをいつも意識して仕事をしていると思います。

例えば、材料でも、なるべく無駄が出ないようにとか、そういうことを考えながら仕事をしいていいます。

ところが自治体病院を見ていると、やはり少しやり方が違うのかなと思います。意識が違い過ぎて、一つの病院に統合してはやっていけない、ということが極端な話をすると、あるのではないかと思います。

そもそも長年、培ってきた文化というのか、そういう土壌の違いというのはかなり大きいと思います。

――企業でも合併で一緒になるときは大変です。

安藤　人によってはなかなか新しいやり方を受け入れられないでしょう。今回の連携でも最初はやはり、ぎくしゃくすることも多いのかな、と思っています。でもそれも解決は時間の問題だと思います。

――地域医療連携法人の設立メリットの一つとして、厚労省が出している資料では、仕入や共同購入などでコストを下げられるという項目が入っていますが、そのメリットは感じていますか。

安藤　そういうことはもう、われわれはすでにやっていることです。

例えば、共同購入については、日赤に限らず多くの病院、公的病院でも私立病院でも皆、一生懸命取り組んでやっていることですからね。だからそのメリットは限られると思うのです。これまであまりそういうことを熱心にやっていないところにとっては、今からやってもメリットがある、ということなのかも知れません。

例えば民間病院で、もう既に仕入れコストを下げるだけ下げているところへ来て、これまであまり取り組んでこなかったところと一緒になって共同購入することになったとしたら、自分たちの努力が水の泡になってしまう可能性だってあるわけです。

連携相手はコストが下がるかもしれないけど、自分の方が逆に上がるようなことになるわけですから、これはメリットがありません。

実際、ほかの病院がどれぐらいで仕入れているか、というのはわからないのですけれど。そういう情報があれば皆、欲しいと思いますね。

―― 今回の県立小児医療センターとの連携では、そういう情報は交換されていないのですか?

安藤 仕入れ情報の交換はしていません。病院がどこからどういうふうに薬剤などを仕入れているか、というのはたぶん、病院にとって秘匿情報ではないかと思います。だからなかなか外へは出せないと思います。

こういう情報は、業者がデータを持っていると思いますから、その業者からある程度、情報を集められるかも知れません。ただ業者だってそう簡単には教えてくれないでしょう。というのも、ほかの病院が安く買っているのがわかってしまえば、もっと安くして下さいという話になるからです。

おそらく仕入れ値は全然、違うでしょう。もちろん、さいたま赤十字の方が安く仕入れていると思っています。だから多分、この件に関しては、当院にとってのメリットはないと思います。

超低出生体重児の早産対応などが可能に

――最後に、新しい病院と総合周産期医療体制への期待と抱負を。

安藤　われわれは今、（新しい病院を建てたことで）大きな借金を抱えることになりました。これから何十年とかけて借金を返していかなくてはいけないわけですから、後を継ぐ人たち、今の若い人たちには大変負担になります。だからなるべく、それを少なくしていく、負担にならないようにしていくために、今のうちに経営を安定させたいという思いを非常に強く持っています。

幸い、若い研修医たちは非常に大きな希望を持って働いてくれていますし、他からもドクターが比較的集まってくれやすくなったのではないかなと思います。

例えば、埼玉出身の人でどこか違う地域で働いていてそろそろ埼玉に帰ろうかと思ったとき、その中の選択肢としては、この病院は一番に手が上がるところになるのではないかなと期待しています。

やはり立地の良さは大きいと思います。

いま、ここには妊娠20週台の超低出生体重児のような赤ちゃんを早産する妊婦さんがどんどん運ばれてきます。

いきなりそういう妊婦さんがどんどん入院するようになったので現場は非常に大変なようですけれど、今までは当院では診ることができなかったのです。

埼玉県内でこれまで、そういう早産に対応できていたのは、埼玉医大の川越医療センターだけでした。そこで対応できなければ、東京の方、例えば日赤医療センターなどに行ってもらうしかなかったのです。東京へ運ばれると、家族も通うのに大変ですから、それをここで食い止められるようになったのは大きいと思います。

県立小児医療センターがさいたま赤十字病院と周産期医療において一緒になったことで、そういう妊婦さんを受け入れられるようになったわけです。このことはやはり、地域の人たちにとっては非常にメリットが大きいことだと思います。

※このインタビューは2017年2月に行ったものです。

Chapter 6

「地域医療連携推進法人制度」わたしはこう見る

「福島のケースを全国のモデルに」

福島県立医科大学常任顧問（前理事長兼学長）
菊地　臣一

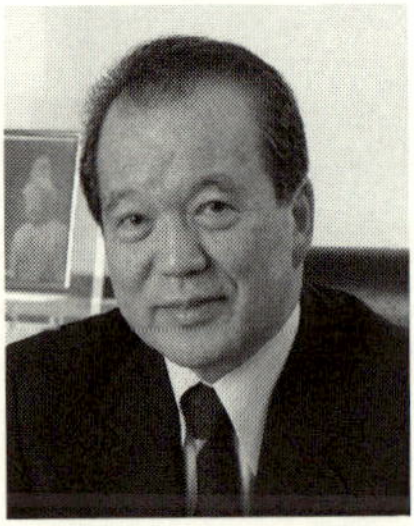

「健全な心身で生きられる医療」への投資を

昔は残念ながらこんなに長寿社会ではなかったし、核家族化も進んでいませんでした。大家族制で、親が歳を取ったら子どもが面倒を見て、その子どもの孫がその姿を見て、世代を引き継いでまた面倒を見ていくスタイルが、少なくとも地方には、高度成長時代まではありました。ところが高度成長期に政策的に人材が大都市圏に集中的に集められ、その結果、地域での伝統が絶たれた。大家族制で子どもが親の面倒を見ることも崩れ、地方の過疎化も進んで、地域の絆、支え合いが大幅に損なわれたことが、地域医療連携推進法人のような制度が生まれる背景としてあるのだと思います。今は女性共稼ぎをしないと生活を支えられなくなってきたことも大きいでしょう。今は女性の力を借りないと日本の生産性も維持ができません。働く女性が増える事で少子化が進みました。働く女性は自分で稼いでいるので以前よりも結婚する意義があまり見いだせなくなっています。晩婚化や結婚しない女性、結婚しない男性が増え、少子化に拍車がかかっています。

国民皆保険制度ができたのが昭和36年。それも現在のような社会情勢の変化を背景として行き詰ってきました。高度成長期のときのような財政的基盤は失われてきています。そういう中で今度は、健康を損なった高齢者の数が激増しています。

近年とみに明確になってきたのは「健康寿命」と、本当の寿命、「全寿命」の間の期間をどうするかという問題です。だいたい男女ともこの期間は10年近くあります。つまり誰にも迷惑をかけずに自立して健康で生きていける人が少なくなり、その10年間を誰かが支えなくてはいけなくなっているのです。

その支えが、個人の力ではもう、前述のような状況でできなくなっています。恐らく、「命を救う医療」に力を入れるあまり結果として、人が「健全な心身で生きられる医療」への投資を怠った、これは世界的なつけなのかもしれません。

高度な手術や先進医療のような分野が進む一方で、健康に健やかに生きることに資する医療は必ずしも、劇的に進んではいません。そういうことも背景にあるのではないかと思います。

医療はどう社会保障の領域をカバーしていくか。介護と医療は、国の制度としては別々にスタートしましたが、その境は年々見えにくくなっています。サービスを受ける側からすると介護保険、医療保険が独立しているのは非常に使い勝手が悪かった。そこで政府は医療を受ける人、介護を受ける人を一体で見ていくように法律改正し、医療と介護をシームレスに見られるようにしました。この法律改正は大きな進歩です。具体的に言うと例えば従来、介護保険では紙おむつは無料でしたが、その人が具合が悪くなり入院すると途端に自己負担となり、サービスを受ける側は全く理解できませんでしたが、そういうことを改善した点で、非常に良い制度になったと思います。

今は地域ごとに試行錯誤が続いている状況

問題はこれからです。健康を保つ政策、つまり未病状態の人を健康のままに導く医療、予防医学がこれから重要になります。次に医療が終わった後、完全に良くなった人は家に戻りますが、何らかのハンディキャップが残っているときは介護で面倒を見ることになります。その方法は在宅医療か訪問看護になります。その場合、政府は一応、制度は確立させましたが、その政策を実際に担うそれぞれの地方の行政体が全てマネジメントできる体制になっているかどうか。それははっきり言ってそうなっていないです。ではどうすればいいか。恐らく自治体が全部をきちんと管理して見ていく、あるいは大資本が事業として取り組む、それはたぶん地域地域でやり方は違うと思います。

ただ、いずれにしてもどこかに司令塔があって、そこがきちんと見ていく体制にしないとうまくいかないと思います。現時点でそれがうまくいっているところ、うまくいっていないところ、地域差があるのが現実でしょう。

行政の方も残念ながら、未だに縦割り行政で、例えば子どもの問題は子育て課、医療は医療課、高齢者は高齢福祉課と、課ごとに対応がバラバラです。

行政が必ずしも一体となっていない中で、それぞれの地域ごとに政治のリーダーシップが問われている状況で、大都市圏も含めて、今は試行錯誤が続いているのが現状ではないかと思います。

一連の制度改革の根本にあるのは、国の財政基盤が非常に弱くなっていることがまず挙げられます。だからその中で、どうやって医療・介護の制度を維持していくかという問題です。

国にお金がないので、例えば介護保険では、軽度の要支援1と2の人は、サービスを提供するところが市町村の地域支援事業になりました。

また国民健康保険はその運営主体が市町村から都道府県へ移行しました（国保の都道府県単位化）。

市町村の財政がひっ迫している中、医療費の格差が自治体間で1・3〜2・9倍ぐらいついてしまっています。だから各都道府県が自己責任で制度の運営を行いなさい、という国による苦肉の策です。

福島県民の健康指標が悪化した最大の理由とは

今回の策の問題は、例えば要支援1と2、特に2ぐらいでは、市町村の財政力によって支援するサービスの内容が変わってしまうことが挙げられます。

豊かな自治体はお金をつぎ込めますが、そうでないところはお金もないし専門の人も置けません。結局、県に頼るしかない。でも県は国民健康保険を自分たちで運営しなくてはならないからそんな余裕はありません。

そうすると県は、市町村から頼られる、市町村に下りた仕事がまた県にくる。国からは国民健康保険を各県の責任でやらないといけない。県はもう手いっぱいなわけです。そういう混乱が起きていると思います。

特に福島県の場合は極めて深刻で、震災後とりわけ原発事故後、医療従事者がいなくなった時期がありました。

保健師、看護師さんが他県へ移ってしまったのです。避難所生活などもあって、県民の健康指標は、ほとんど全国で最低レベルにまでなってしまいました。

しかしそれを改善するのは、実は簡単なのです。

体を動かすのです。体を動かすことで、県民の方々が不安やストレスを払拭することで、福島県の健康指標は相当な改善が見込まれます。

不安やストレスは免疫機能を落とすことが分かっています。免疫機能が落ちることがさまざまな病気に繋がります。例えばがん、認知症などの引き金になることも現代の医学で分かっています。ですからまず、体を動かすことです。

福島県では震災後、不安やストレスが原因とみられる様々な痛みを伴う原因不明の慢性症状やうつ病の人が増えています。震災と原発事故が遠因となってそれを引き起こしている結果であるのは明らかです。痛みというのは、それを感じている人の寿命も縮めることが分かっています。

また震災後は外に出て動かない人が増えて、原発事故の不安やストレスがそれに加わり、それらが県民の健康悪化因子として押し寄せているのです。

福島医大の立場としては、県民の不安をどう払拭するか、健康指標を上げるために県民の人たちの体をどう動かしてもらうようにしていくかが取り組むべき課題です。

その解決のための1つの手段として、われわれは県に対して、体を動かす専門家である理学療法士や作業療法士などを養成する必要があることを進言しました。

また、原発事故が起きてみんなが不安に思っているのだから、放射線に対する正しい知識・情報を人に教えることができる人を養成するための教育機関も必要だと進言しています。

これに対して国はまだ資金を含めて、何の回答もしてくれていません。そもそもこの問題は、国の原子力エネルギー政策の結果として出てきた問題ですから、きちんと対応するべきだと、わたしは強く進言しています。

時間的な猶予はありません。なぜかと言うと、医療関係者がこの県からいなくなってきているからです。われわれは医療人を雇うのにも他県より割り増し料金を積まなくてはならないハンディを背負っているのです。

われわれがいくら世界的な科学者を福島に呼び寄せて「福島は安全です」と宣言しても、多くの県民の方々の心の安心にはなかなか繋がりません。心から安心できるようにするためには、相当な工夫が必要です。

例えば、安心を得るための1つの方策としては、精神科の力も必要になるのではないかと思います。

そこで、臨床心理士などの力を借りて、それを行おうと考えています。当学でそのための講座を1つ増設しましたが、その力はまだまだ足りません。

福島県が置かれている状況は、国全体が抱える地域医療や介護における課題・問題の縮図でもあると思います。

だから国には危機感を持って、真剣に対応していただきたいと思っています。

産み・育て・まちづくりを行う――ことにまで繋がる問題

人の一生、生まれてから亡くなるまでというのは、トータルで見て繋がっています。人は生まれて育てられ大人になります。小児期の肉体的・精神的性的な虐待が、大人になったときの慢性的な痛みと深く関与しているというデータがあります。その因果関係の説明は、専門家の間では確立しています。

いま福島県民の子どもたちが置かれている状況は、震災後の不安を原因とした家庭の不和や離婚・家庭内別居などが深刻で、それが子どもたちに大きく影響しています。するとその子どもたちがいま受けている精神的・肉体的虐待が将来、10年後、20年後に痛みとなって現れてくる可能性があるのです。それは福島県にとっては大変な痛手になります。

子どもたちがすでに傷ついて成長しているわけです。それに対するケアの働きかけをわれわれはしなくてはいけません。

これに対して、行政と医療が一体となって、地域の人たちに説明していく必要があります。

みんなで産み育て、まちづくりを行っていくことにダイレクトに繋がってくる問題です。

この問題1つとっても、今までの病院の求められる役割とは違っているわけです。地域医療連携推進法人化の取り組みを進めている公立岩瀬病院は、これに対して1つのモデルを提供していくことになると期待しています。

たぶん病院はこれから、患者を待っているのではダメで、自分たちから地域に出ていって患者さんの健康を見守る、必要ならすぐに受け入れて、在宅で介護が必要ならば病院が中心となって、例えば外来でその書類の手続きもしてあげるようにする。そうしたことが必要になってくるでしょう。

高齢者の中には書類の手続きなどできない方も沢山いらっしゃいます。ならば行政がそこに入って、手助けすればいいのではないかとわたしは思います。

そうなれば、地域の人たちに詳しい知識がなくても、病院に行けばワンストップで行政のプロも医療のプロもいて、問題なく手続きが行えて、それが地域の人たちが住みやすいまちづくりにも繋がるのではないかということです。

地域医療連携推進法人制度は、まだまだ全国でも組織作りが遅れています。わたしは福島では、これをなるべく早く作らなければいけないと心配しています。わたしが一番心配するのは、手続きなどで長い時間をかけてやっていると、その間にどんどん、福島県の体力自体が落ちていくのではないかということです。

表から見た場合、原発事故があって、不安やストレスが地域の人たちに溜まっていますし、他県には風評被害が広がり、流出した人がなかなか戻って来なくなります。

一方で、前述した通り、県民の健康指標が悪化していて、心筋梗塞や脳卒中、がんや自殺も増えています。これは原発事故による放射能などの直接の影響ではないのです。それを契機とした不安やストレスが生んでいるものなのです。ですがそこにも風評が広まる懸念があります。こうした風評を払拭する努力をまた、しなくてはなりません。そのためにもやはり、こういう制度を早く確立していくことが非常に重要だと考えています。

大都市圏と田舎の地域医療とでは連携の仕方は当然違う

いま安倍内閣では、国土強靱化を政策の柱の1つにしていますが、福島県は未曾有の複合的災害を経験したことで、われわれにしかできないことを、ここから提案・発信していくことができるのではないかと考えています。

その意味でも、公立岩瀬病院を中心とした地域医療連携推進法人化に向けた取り組みはたぶん、全国のモデルになっていくだろうと思います。

われわれは次の世代に有形・無形の資産を必ず残していかなくてはいけません。福島県が経験したことは非常に貴重な経験だと思います。

東日本大震災の地震と津波、それに伴う原発事故は、最近の熊本地震や20年前の阪神淡路大震災とも比べものにならない規模と悲惨さを伴った複合型災害でした。今後、日本でこのような規模の災害がいつかまた起こることを想定していかなくてはいけません。

この災害の経験は、世界各国の政府に対しても発信していくことが必要だと思っています。世界各国の政府関係者は今でも福島に来て、情報収集をされていかれます。それに対して、福島県は応える義務がありますし、国もそれを支援する義務があると考えています。

原発事故のときの経験はその後、生かされて最近、福島県立医科大学附属病院は国からの指定を受け、高度被ばく医療支援センターと原子力災害医療・総合支援センターを設置しています。

わたしは東京でずっと仕事をしていたし、へき地での病院長も経験しているからよく分かるのですが、大都市圏での医療と中小都市を含めた地方での医療は全く違うものです。大都市での感覚でそのまま、地方の医療供給体制を作っていくと、決してうまくはいきません。

国は「新専門医制度」を作ることによって、地域での医療の偏在、診療科の偏在も是正したいと狙っていたようですが、これは決してその狙い通りにはならないとわたしは思っています。

日本は明治24年までに、医師はどこにでも自由に開業できるという自由開業制と、診療科を自由に選んで標榜できる自由標榜制を全国に導入しました。このおかげで明治24年までには、沖縄から北海道まで、日本には西洋医学が津々浦々にまで広まったのです。これは素晴らしい大英断でした。

それから100年以上経って、わずか1つの法律改正で、この自由開業制と自由標榜制が簡単に是正されるとは思えません。

東京は人口が多く、人も集まるから機能分担ができるのです。地方はやはり、各地域に応じた医療計画が必要です。

例えばわたしは整形外科医です。東京でクリニックを開いていたら骨折の治療は行いませんので患者さんが来られたら別の病院を紹介します。その代わり、背骨の病気なら何でも診ることができますから患者さんを回してもらいます。でも地方ではこんなようなことはとてもできません。地方の最後の砦になるのはやはり、大学病院です。大学病院に頑張ってもらうしかない。

今は中山間地などの過疎地域が全国各地でどんどん増えています。その中で、高度成長時代に配置された公的な中小病院をそのままの配置にしていたら、いまの社会の変化に対応した医療サービスの提供は全くできません。

最終的には、わたしはサテライト型のやり方、各地域50~60万人に1つの単位でセンター的な病院を置いて、そこから各地域に診療所を作り、例えばローテーションでお医者さんを派遣したり、必要ならば、ドクターヘリや救急車で患者さんを搬送して入院させたり、高度な医療を提供したりしていく、これしかないのではないかと思っています。

福島での地域医療の再生をむしろ全国のモデルに

ご存知のように、原発事故後、被災地域には医療人がいなくなっています。それだけに原発事故被災地域の再生は簡単ではありません。

例えば、救急医療には緊急性の大小に応じて1次・2次・3次の指定がありますが、緊急度が高い3次救急は崩壊に近い状態です。3次救急は東京でも厳しい状況ですので、これは福島だけの問題ではありませんが、救急医療はそれぐらい医療スタッフの確保が難しくなっています。

そのため、各地域とも、1次から3次までの全ての救急医療を担っているのは、その地域に医師などの医療スタッフを供給している各地域の医大になってきています。

福島で特に留意しなくてはならないのは、原発の廃炉作業で大量の資材運搬や交通量が激増することに伴う交通事故です。これに対して救急医療体制を早急に整えることが必要です。

もう一つは、地元に戻りたいと考えている高齢者の存在です。その人たちにこれからは新しい病院に通って下さい、というのは全くナンセンスです。われわれが出ていって診なくてはいけません。

これは国がいま目指している方向でもあります。最後は自宅で亡くなってもらう、という在宅医療の取り組みです。

このように、救急医療と在宅医療を充実させることがどこの地域でも重要です。

このために必要なこと、取り組むべきことが1つあります。道路をなるべく、真っすぐに作り直すことです。そうするといま、例えば家から病院まで1時間40分かかるところを、1時間ぐらいで来られるようになります。

これはもちろん、福島では原発の廃炉作業にとっても好都合なことですが、それだけではなく、全国規模で日本の5年後、10年後のあるべき医療の姿に近づけるためにも必要だと考えています。

このように福島でまずモデルを作れば、それを全国、そして世界にも発信できるようになると思います。結果的にバラバラに医療資源を投下することが避けられ、医療費の削減にも繋がるのではないかと思います。

患者さんに来てもらうのではなく、自分たち医師が、看護師と一緒に帰還住民の家に入っていく。

そして住民の健康相談も受ける。その中で何か問題があれば、すぐに対応して、必要があれば救急搬送も行っていく。

しかも、ただそこだけで医療が完結するのではなく、中心となる大学病院が、最終的には全てを引き受けていく。

緊急で重度のものはすぐに大学病院に来て貰い、対応する。来て貰う手段は国や県で用意していただく。これがたぶん、最終的に地域医療のモデルとなる形になっていくのだと思います。

包括ケアを成功させるのは、横断的な連携しかない

超高齢社会、少子化が急速な勢いで出現しました。一方で、社会保障制度は、それに追いつこうと政府も必死になってやっていますが、現場の医療・介護体制はまだそこに追いついていっていません。だから現在、いろいろな問題が起きています。

これだけ要介護の人が増えて、介護の人手が足りなくなっています。そこにお金を払う人がいなくなっています。片や子育てでも、保育所が足りなくなっています。

介護保険発足当初、介護福祉の分野には医師を入れると高額になるから医師を入れないようにしよう、という政府の思惑がありました。その結果、医師はケアマネージャーの資格も取ってはいけない、ということになったのです。

政府は介護施設を社会福祉法人に任せました。しかしその結果どうなったか。調剤薬局と同じことが起きました。

調剤薬局のオーナーは、都心の超高級マンションで贅沢な暮らしをしている人ばかりです。いま社会福祉法人のオーナーたちがそうなってきています。オーナーは豪勢で贅沢な暮らしをしているのに、一方で現場の介護職員は給料が安くて長く仕事を続けられません。どう考えてもこれはおかしな姿です。こうした不合理な姿は早急に政府が是正していくべきです。

これは介護報酬を減らせば解決する問題ではありません。介護報酬を減らしても、その分、介護職員の給料が安くなるばかりで、オーナーが自分たちの取り分を減らすわけがありません。これでは益々、介護職員の人たちが辞めてしまいます。

介護の職場が魅力ある職場にならないと、2030年問題は解決しないでしょう。今はそれが解決できるかどうかが問われている過渡期なのだと思います。

国はようやく、包括ケアシステム、そして地域医療連携推進法人などの取り組みで、この解決に向けて動き始めたと思います。これがうまくいくためのキーとなるのは、横断的な横の連携です。

まず行政と医療、行政と介護、介護と行政、そして医療と介護、そして行政と行政が1つになって連携していくこと。

これまでは、それが全くありませんでした。もちろん一つ一つの連携はそれぞれに結構、行われていますが、そこに太い横串をどう刺すかがありませんでした。要するに、その総合司令塔となるところがなかったのです。

結局、連携をしていくのはそれぞれの心ある人材です。これまで個々の連携は、そのような属人的な繋がりで持ってきたのが現実です。それを制度上、インセンティブなどで継続的に、持続可能な制度としていくのがこれからの取り組みです。

ただ、包括ケアでも地域医療連携推進法人でも、中心になるのは、あくまでも病院、医療機関です。

ところが医療機関側の人たち自体が、その頭の切り替えをできているのかが問題です。わたしは全くできていないと思っています。

未だに医療機関に来た患者さんを診ればそれでいいだろう、と考えている人がほとんどです。

包括ケアのコンセプトでは、来る患者さんだけ見ていたのでは駄目なのです。周りの住民と行政を見ていないといけません。

地域にある中心的な医療機関は、地域の中で一定の信頼関係の上に成り立っています。

これからは様々な健康に関するノウハウを持っている医療機関側から、地域に働きかけを行うことが肝腎です。そうすればこの取り組みは非常にうまく機能していくと思います。

「公立病院の『M&A』のための1つの手法として」

星総合病院（福島県郡山市）理事長
星 北斗

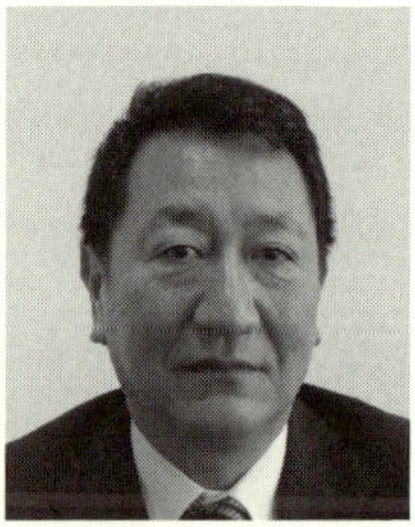

地域での過当競争をなくす1つのきっかけに

日本の医療機関の経営は、前近代的だと言われています。米国などに比べて法人の規模が小さく、地場産業的に運営しているところがほとんどです。それはそれで一長一短がありますが、いま日本で全国規模で展開している医療法人と言えば日赤、済生会、国立病院機構、地域医療振興協会、それに徳洲会ぐらいしかありません。

病院といえば、経営組織としてはその脆弱性が課題として俎上にのぼる代名詞になっているほどで、特に診療報酬が良かったときは誰が経営しても何とかなった時代が長かったので、社会保障制度を維持するための財政が厳しくなっている中で、公立病院を中心として経営が厳しくなる病院も増えてきました。

その中身をよく見てみると、どうやら地域の中での過当競争や過剰投資もその背景にあることがわかってきました。

他分野の人たちから見たら、医療の世界は経営をリフォームするべきところに事欠かない未着手の大市場と映っているに違いないと思われます。

病院ＰＦＩ（公共施設等への民間資金の導入）や、病院のＲＥＩＴ（リート、不動産投資信託）が登場してきたのもその結果でしょう。

安倍首相が米国メイヨー・クリニックを視察に行ったことがありました。その際、メイヨー・クリニックは全米で展開していて、しかも病院で町づくりをしていることに注目されました。つまり病院が母体となり、地域をまとめる仕組みがあり、多くの傘下企業で成り立っていることがわかったのです。

ああいうことができないかと経済産業省主導でこの仕組みを日本に導入する動きもありました。それに対して恐らく、厚生労働省は待ったをかけた。それは医療経営については医療法の枠組みがあり、たとえ傘下企業でも株式会社を持ってくることは相応しくない。しかし経営近代化の必要性は感じていた。医療法の中でどう制度を作り直すかというときに、出てきたのが地域医療連携推進法人で、これで取りあえず経産省がこの分野に足を踏み入るのに歯止めを掛けた——というふうにわたしは見ていますし、多くの人もそう思っていると思います。

その上で、地域医療連携推進法人の最初の具体的イメージは、例えば同じ地域にA病院、B病院、C病院があり、それぞれ泌尿器科もあれば精神科も眼科もあり、どの病院も診療科が重なっている。これでは効率が悪いので、A病院は産科を諦め、B病院は眼科を諦める。その代わり医師は診療科ごとに集め、そうすることで症例が集まり、夜の対応もしやすくなります。しかし3病院は地理的には離れているので、患者さんによってはもちろんデメリットも出てきます。

ただその場合、連携する医療機関が近くにあって、小規模な診療科で重複投資をしないように1カ所に集めるというやり方なら多分、それは一つの効率化の方法になると思います。

「地域医療連携推進法人」でなければ出来ないことは、実はあまり無い

地域医療連携推進法人のもう一つのメリットは資金調達の多様化にあると思います。

医療機関には資金が潤沢なところとそうでないところがあります。

いま病院は資金調達の方法は限られています。ほとんどは金融機関等からの融資等に頼る資金が主体です。これに、出資者からの資金を導入できる可能性が広がると思います。

それは連携推進法人に医療機関が集まることで、法人の母体が大きくなることによって、その可能性が広がるからです。あるいは傘下法人間での資金のやりとりをできるような仕組みにすれば、資金が潤沢な医療機関からそうでないところへの工面等も可能になる、ということもあります。

三つ目のメリットは、わたしはこれが実はメーンの話だと思っていますが、参加する医療機関同士で共同開発や共同教育、共同購入などを行うことで、事業共同化のメリットを享受できるのではないかということです。

もちろん薬剤等を大量に共同購入することによって薬剤卸業者に対して価格交渉力を得られることはもちろんですが、それ以上に、これまで同じような薬効で何十種類もの薬があったものを、ある程度共通化して減らすことで、管理をしやすくでき、それによって薬局だけではなく、患者さんにとっても利益が上がることになるのではないかと思います。

新しい医師・看護師やその他の医療スタッフに対する教育研修に関しては、1つの病院で行うことで、例えば地域の中で患者さんの分担も比較的うまくいくのではないかと思います。また医療技術の共通化ができることで、病院ごとに違っていた医療・看護サービスの内容の違いがなくなり、患者さんにとっても混乱が生じにくくなるし、これが地域のある種の医療サービスの共通のローカルルールの確立にも役立つのではないかと思います。

ただこの部分は、実は、地域医療連携推進法人がなくても出来ることです。最初にメリットとして挙げた、医療機関同士で診療科をやり取りして集約することについても、これも特に、地域医療連携推進法人を作らなくても、やろうと思えばできることではないかと思います。

それに、医療機関同士で診療科のやり取りをしやすくすることを地域医療連携推進法人を導入する第一の目的にしてしまうと、かえって地域医療連携推進法人に参加するのをためらう一番の理由になってしまう可能性が出てくる、とわたしは考えています。

というのも、どこの診療科がその病院の得意分野で実際どれぐらい儲かっているかということは全て、データを見れば分かることですが、ではその診療科を捨てて、相手に集約しますということを実際、医療機関同士でできるのかどうか。お互いに診療科をやり取りして集約することで、どの医療機関にも等しく利益がもたらされるかどうか。診療報酬の付け方によっては損をするところと得をするところが出来るかも知れない。それをそれぞれオーナーシップがあるところ同士で行おうというのは、現実的にやはり相当、難しいだろうと思っています。

公立病院にとっては、自治体からの資金を受けやすくなることも

先にメリットとして挙げた資金の調達も、これだけ低金利で資金調達がしやすくなっているときには、あまり意味がないのではないかと思います。そうすると一緒になる理由があまり見当たらなくなってきます。

ただ、山形の日本海総合病院のように、地域で唯一、大きな病院があって、他の中小の病院が周辺にあって一緒にやりましょう、というときは、共倒れになりにくい環境にありますし、もしかすると診療科を統廃合する話までいくかも知れませんが、同じぐらいの規模のところが手を組むのはなかなか難しい。

中心になる病院も中小病院も、社員総会での票は1票ずつなので、中心になる病院が中小病院の面倒を見るという形でやっていけば、うまくいくのではないかと思います。

一緒になることで今よりも安定運営ができるようになるのなら、わたしは最初から合併したらいいのではないかという気がします。

小さな病院にこだわるより、合併して雇われ院長になったほうが判りやすいのではないか。

そう考えると結局、2年以上議論して手を挙げさせるところには2年も前から手を挙げさせておいて、どんな〝お化け〟が出てくるか固唾を飲んで待っていたら、中身を見てみたらあまりたいしたことはなかった、というのが正直なところではないかと思います。

一方で、過疎地域、たとえば能登にある恵寿（恵寿総合病院）という病院があり、そこも一度、地域医療連携推進法人の導入を考えていました。この病院はグループで社会福祉法人など系列の施設を持っていて、それを連携推進法人の傘下に入れることで業務の効率化や命令系統の統合などいろいろなことを図るイメージを描いていましたが、結局、あきらめました。

なぜかというと、やはりメリットがないということよりも、むしろ制約が大きくなるのでやめたのだということです。

一方で前述したように、地域で共通の手続きを進めることで患者さんのメリットはあるでしょう。

また教育訓練を一体的に行うようなことができれば、地域医療連携推進法人は悪くはない制度だとは思います。

ですが、この場合も、地域医療連携推進法人でなくてもできるものです。

例えばお金を出し合って学校法人を作る手もあるし、実際、京都府の私立病院協会のように病院がお金を出し合って社団法人を作ってそこで教育をしている例もあります。むしろ一般社団を作るほうが、だいたい30万円ぐらいの登記費用と定款と議事録があればできるのですから。

私はむしろ、地域医療連携推進法人制度をきっかけとして、地域医療で、競合相手と意地の張り合いや小競り合いをして無駄にエネルギーを浪費して共倒れになる前にみんなで議論したらどうか、ということのきっかけになればと思います。それは地域医療構想の基本的な考え方でもあります。

地域医療構想と地域医療連携推進法人はセットで考えられたものだということだと思います。

多分、地域医療連携推進法人になると、様々な基金から公立病院に出る資金に対して少し色が付くかもしれません。あるいは、自治体も資金を出しやすくなるかも知れません。

つまり、一病院だけではなくて地域医療連携推進法人が地域のことを考えて行うことなのだから、という理由で資金を出しやすくなるからです。その意味で、経営の厳しい公立病院には価値がある制度になるかもしれません。

基金を病床の再編に使えるようにしてあり、一定程度、参加した法人にお金が下りてくる仕組みになるのではないかと思います。その受け皿として地域医療連携推進法人がある、という見方はできると思います。

「不採算医療」というものはあり得ない

違う文化を持ったもの同士が一緒になるのは本当に難しい。

相手の文化を変えるには、大きいところがその力を使って人を入れ替え、自分の色に染めるほうがずっと簡単にできます。向こうの院長も理事長も事務長もいるままに経営改革を一緒にしましょう、といってもなかなかそう簡単にいきません。だから手っ取り早いのが吸収合併だと思います。

しかしそもそも公立病院同士の合併・買収（M＆A）はやりにくいと思います。まず議会を通さなくては再編を行えません。公的資金をそういうことにつぎ込んでいいのかという議論にもなります。

その病院の価値が高いか低いかはあまり問題になりません。そもそも公営企業が赤字体質で、片方の病院が安定しているからといって一緒にしたから途端に経営がよくなるとは考えにくいです。公立病院の経営は本当に難しいと思います。

公立病院が民間病院に買ってもらう、あるいは民間の指定管理者に経営を任せるのならば、経営改革はやりやすいでしょう。赤字の公立病院を公立病院のままで黒字にするのは、ほぼ絶望的だと思います。

実は、当法人でも、もともと県立病院で10年前に町営に移管された公立病院の経営を任されていますが、10年前に当院が指定管理を引き受けてやっとぼちぼち黒字、というか少なくとも県立病院時代に出していた垂れ流しの赤字はなくなりました。

建物は町営に変わるときに県から10何億円かをいただいて建て替えています。だから赤字垂れ流しの公立病院を赤字から解放しようというときに、今回の新制度を使って再編を行うのは、一つの手なのだと思います。

ただ、公立病院の側から、公的な役割を担っているのだから赤字だとか不採算だという言い方はできないのだ、という反論は当然、あるでしょう。民間は儲かることしかしないから救急も止めてしまうではないか、われわれはその役割の責任を果たしてきた――という言い分です。実際、医療における採算・不採算とは何かという問題があると思います。「不採算医療」とは何かということです。

実はわたし自身、不採算医療というのは基本的に無いと思っているのです。

不採算にしているのは誰か、どの範囲でカウントして不採算なのか。どう考えるかの問題です。例えば、救急医療は不採算とよく言われますが、なら不採算部門だから明日から救急医療を止めますと言って本当に止めたら、この病院は1年でつぶれるでしょう。要するにそういうことです。

つまり、不採算か採算かは、病院全体で考えなくてはいけません。その部門があることで、そこが入り口になって初めて病院全体が機能を発揮する、ということが、これは救急や周産期に限らずたくさんあるのです。

だから個別の診療行為一つを取って、この手術は儲かるけれどこの手術は儲からないからしない、というようなことをもしやっていけば、これはもう医療としては成り立たないということです。

銀行型M&Aに対抗するために制度上は一見、良く出来ている

銀行や都道府県の人が病院に入り、よく「この部門は不採算だからやめたほうがいい」と言うことがありますが、それでは総合病院の経営はうまくいきません。

病院とはそういう企業体です。恐らく、製造業や物販や飲食などの一般のサービス業とは大きく違うのだと思います。

製造業や一般のサービス業では、この店舗はお客さんが来ないし不採算だから閉じましょうとか、あるいはこの商品は不採算だから置くのをやめましょうということは理解できます。

病院の経営も同じように、部門ごとに出入りを見ればどこが儲かっていて、どこが儲かっていないかは分かりますから不採算部門をやめましょう、と言うことはできます。そこで理事長のオーナーシップが弱くて銀行が経営管理に深く関わっているようなところだと、すぐに不採算部門を切ってくることになるのです。でもそういうところは結局は経営が駄目になっていくと思います。

銀行は賢いので、融資を全部返済されても困るわけです。常に借り続けて金利だけ払ってくれるところがいい顧客です。もし元金を返済するならその分、また借りてくれたらありがたい。そういう人たちが経営に入ってきて、その上で経営改善をしようというのだから、相反する二つの考え方で経営をしているようなものです。

だから不必要な機械を買わせてみたり、経営の合理化と称してOA化を進めさせたりするわけです。多分そうことでは本当の病院経営はできません。

その意味で、地域医療連携推進法人を医療法の中で作った一番の理由は、医療法人は基本的に理事長がいなくてはいけなので、そこは守りたかったのだと思います。

つまり、銀行のようなところが連携と称してM＆Aで病院を傘下に収めてどこが経営しているかわわからないような傀儡のグループを作っていくようなことはさせたくない、という思いが多分、厚労省にはあったではないかと思います。

だからそういう意味では、制度上は一見、何かすごくよくできているように見えますが、でも実際にやろうと思ったら、実は足かせが多くあってあまりメリットがない側面が出てきているのだと思います。

たぶん仮に、足かせとなってやりにくい部分を当局が見直すことになるとしても、それは見直す作業には相当の期間がかかるのではないかと思います。

離島・へき地では自治体自身が参加するケースも

とは言っても、離島など資源が限られた地域で医療を行う場合、自治体も加わって行う場合には、地域医療連携推進法人制度は非常に役立つ制度になるのではないかと思います。

実際に町役場も地域医療連携推進法人に入るケースがどこかの離島であるようです。

町が地域医療連携推進法人に入ることで地域の人達は安心できるし、しかも公立病院としての負担を町はあまりしなくて済む、ということがあるかもしれません。あるいは例えば、町立病院を中心に掲げて周辺の医療機関と手を組むことで補助金などを得られやすくしたり、また教育研修を一緒に行ったり、資材を一緒に購入したり、給食センターを共同で作ったりする狙いもあるのかも知れません。

実は、こういうものは、今あるMS法人（メディカルサービス法人）という制度でできないことではありません。しかし実際は、公立病院はMS法人を作りにくい面があるようなのです。したがって、そういう面からも地域医療連携推進法人制度を活用していくことは注目していいのだと思います。

また、町の中で在宅をやっている看護サービスの業者とも一緒に手を組んで社会福祉法人に加わってもらったり、いろいろな制限はあるかもしれませんが、例えばすでにＭＳ法人などのように株式会社組織で在宅ケアを提供しているような病院の一部の部門がある場合には、そこにも入ってもらうようにすることで、町全体が持っている医療・介護サービスの資源の最適化のようなことを地域みんなで目指していく場合には、地域医療構想との絡みで今後、地域医療連携推進法人制度に手を挙げるところが増える機運が高まることもあるかも知れません。その場合は恐らく、厚労省が描いたストーリーに割と近い形のものになっていくのではないかという気がします。

「持分返上」が制度導入の阻害要因となる可能生も

１９８０年代に国が地域医療計画を導入して病床数の事実上の制限を開始してから、１床（ベッド）が１千万円という高額で取引された時代もありました。いま１床の価値は多分、数十万円ぐらいでしょう。

地方の30床、40床規模の病院では、非常に経営が厳しくなっているところが増えています。ですから１００床、２００床規模の病院が、有床診療所や30床、40床規模の病院をＭ＆Ａで買っていって４００床規模にする、といったようなことは民間の病院の世界ではしばしば行われてきています。

一方で、今でも地域の中で必要があるのに、病院同士のM＆Aがなかなか進まないことが多いのも事実です。

その理由はやはり、オーナー同士互いに譲れないことが大きいのでしょう。「地域医療連携推進法人」でも同様のことが阻害要因になりうるでしょう。

もう一つの阻害要因として挙げられるのは、厚生労働省に医療法人のオーナーには「持分」を持たせたくない、という考えがあることがあります。地域医療連携推進法人制度では「持分」の返上が要件になっています。

厚労省は医療法人の「持分あり」法人を「持分なし」法人に変える政策をこれまでも進めてきています。

病院の経営自体を前近代的なものから、ある程度、企業化した近代的なマネジメントの組織の経営にしたい、という考えがその裏にあります。医療法人の所有者は個人ではない、というのがおおもとの考えです。

病院の設立には公のお金が入っていますが、伝統的に「持分あり」の病院が多く残っており、国はこれまでも「持分なし」法人への移行の呼び水をいろいろ流してはきましたが、なかなか進みませんでした。

それを一気に解決したい、という狙いも、地域医療連携推進法人制度には込められているわけです。

「持分」の返上を厚労省が進めているのは、「持分あり」法人では株式会社と違わないではないか、という批判・疑問があるからです。医療法人には株式会社のような配当はありませんが、解散するときは、「持分」がある場合には、財産は持分に応じて分配されます。これは株式会社と同じではないかという指摘がずっとされていました。「持分あり」を認めていることで、株式会社で医療経営を認めない根拠が薄くなります。しかも基本的に新たな医療法人については「持分あり」を認めない仕組みになっているのに、それ以前から存在している医療法人は「持分あり」のまま残っているところがあり、不公平感もありました。そこで持分を返上させる政策を採ってきたわけですが、これがなかなか進みません。

病院の歴史を紐解けば、古くは地域の慈善家の家業だったりするところが多いです。でもわたしは、個人的な考えを言うと、病院は公の仕事をするところであり、その財産が特定の一族に分配されるのはおかしいと考えています。

ですから当院も持分はありません。そもそも当院は医療法人ではなく公益財団の形を採っています。もちろん病院の認可は医療法の下で行われていますが、当院は長らく土地も建物も法人のもので、個人の財産権はありません。ですが皆わたしのような考えの人たちばかりではありません。

公立病院を中心に生き残るための台風の目に

これからの時代、医療でも新しいビジネスを考える人たちが出てきます。在宅医療や遠隔医療、国際的に出て行くところもあるでしょう。

一方で、国内では地域での厳しい環境の中どうやって生き残っていくかに必死のところもあります。自分だけ生き残れば済む問題ではありません。地域がなくなったら医療などあっても意味がありません。地域をどう守っていくのか、その地域の一員として、地元の経済人ともきちんと繋がりを持ちながらやっていく人も出てきています。

今まで病院は、どちらかというと経営はスタンド・アローンでやってきたところが多く、それでも大丈夫な時代が長く続きました。バックボーンとして社会保障費がちゃんと流れてくる仕組みがあったからです。その社会保障の仕組み自体が揺らいでいるのです。

職場としての病院は、女性が多い職場で、結婚などで比較的年齢順に辞めていくので世代のローテーションも比較的よく回っていました。ところが女性が長く働くようになるなど、経営環境は昔と比べて激変しています。

今は高齢者世代のお陰で経営が持っているようなことになっていますが、そのうちその高齢者自体もいなくなってくる時代に入るわけです。そのときに備えてどういう手を打つかです。人口がどんどん減って、働き手がいないどころではなく、医療を受ける人がいない時代に、今と同じ考え方でいたらやっていけないでしょう。だから自分が好きなことをやる医療の姿から、地域が求める医療、自分たちも地域を支える一員であるという意識を持って地域づくりそのものに関わるようなことをしていかないと持たないのだと思います。

現在は、地域によっては多分、給与所得者の1割、多いところでは2割ぐらいの人たちが、何らかの形でヘルスケア産業、あるいは医療・介護サービスに関わるような時代になっています。地域で病院が人を集める産業として機能しているのです。それだけの人を抱える産業ですが、その地域に人がいなくてはそもそもその産業は成り立ちません。ところが医療・介護サービス産業には地域流動性の高い人たち、資格を持っていれば日本全国どこでも働ける人たちが携わりますから、競争力のない地域は大変なことになるでしょう。

その関係を念頭に置くと、行政との関わりを保ちながら、地域ぐるみで手を携えて地域を維持していこうとするときに、公立病院を抱えていて、周辺の医療機関と連携して一つの法人の下で県や国からの補助も受けやすくして生き残りたいと考えているところは、もしかするとこれから、地域医療連携推進法人が台風の目になるかもしれません。

※本章は2017年3月に行ったインタビューに基づいて、それぞれ一人称形式でまとめたものです。

あとがき

安倍政権のアベノミクスによって「岩盤規制」改革の対象とされた医療、農業、教育などの領域。それぞれの領域で何をどう改革すべきかという具体的な中身の論議がないまま、例えば医療の分野では「自由診療」や「混合診療」を日本でどう実現できるかといったような、言ってみれば米国型のビジネスライクな診療を日本に持ち込む話にいつの間にか改革の論議がすり替わってしまっている。

米国の医療が、医療システムや先端医学、新薬開発などの面で日本より優れていることは確かである。だがそれによって多くの国民がその恩恵を享受し、例えば平均寿命も突出して長いのかというと決してそうではない。むしろそういう面では米国は日本より劣っている。

そもそも「岩盤規制」改革が何故必要か。医療の分野では、それは欧米に比べて非効率的で前近代的と言われる病院経営、とりわけ公立病院における病院運営のあり方を、より効率的、近代的なものにしていこうという前提があったはずである。国の財政が厳しくこのままでは将来、現行の社会保障システムの維持も難しいと見られている現在、これは日本の社会全体から突きつけられている要請だとも言える。

アベノミクスの「岩盤規制」改革はある面、巨大な利権構造が生まれてしまっていることで非効率に陥った既存システムに対して、それに対抗しうる巨大な「資本の論理」を使ってそこに風穴を空ける、という試みでもある。しかし、とりわけ国の保険制度、社会保障システムとも関わる医療の分野で、そうした試み自体が馴染むのかどうかの検証は置き去りにされているようだ。

よりよい医療サービスの提供と将来に備えた医療費抑制という、利害が相反する、同時解決が困難で面倒な問題を解決するのに、「岩盤規制」改革のような一見大仰で抽象的な表現の策に流れてしまうのはそのためだ。もっと改革すべき対象の中身を具体的に、個別に検証していく必要があるだろう。つまり現在、早急に解決すべき医療の非効率がどこにあるのか、ということを。

このように輻輳する問題の中から今回、「地域医療連携推進法人」の制度が関係者の尽力により編み出された。これが大きな流れで捉えた新制度への見方だろう。

本書の制作に当たり、監修の労をとっていただいた東日本税理士法人会長の長隆様にこの場を借りて感謝申し上げます。

２０１７年６月吉日

『財界』編集部

長　隆（おさ・たかし）
東日本税理士法人会長・監査法人長隆事務所代表
昭和16年3月生まれ。昭和39年早稲田大学卒業。昭和42年税理士試験合格。昭和50年公認会計士第3次試験合格。昭和51年公認会計士長隆事務所開業。平成14年税理士業務部門を法人化、東日本税理士法人に名称変更、代表社員就任（現在、会長）。平成28年監査法人長隆事務所設立、代表社員就任。
総務省地方公営企業経営アドバイザー、総務省公立病院改革懇談会座長、総務省自治体病院経営改善推進研究会座長、内閣府行政刷新会議分科会評価者、公立学校共済組合病院運営検討会議会長、東京都病院協会顧問、日本赤十字社病院経営審議会委員、聖マリアンナ医科大学非常勤講師、社団法人全日本病院協会参与、日本赤十字学園監事など、その他多数の役職を歴任。

病院大連携時代へ

2017年7月18日　第1版第1刷発行

監修者　長　隆
発行者　村田博文
発行所　株式会社財界研究所
［住所］〒100-0014　東京都千代田区永町2-14-3
東急不動産赤坂ビル11階
［電話］03-3581-6771
［ファックス］03-3581-6777
［URL］http://www.zaikai.jp/

ライター　畑山崇浩（『財界』編集部）
デザイン　安居大輔（Dデザイン）
印刷・製本　図書印刷株式会社

ISBN 978-4-87932-126-8
定価はカバーに印刷してあります。